# Anorexia nervosa

**Leitfaden Kinder- und Jugendpsychotherapie**
Band 7

Anorexia nervosa
von Prof. Dr. Dr. Hans-Christoph Steinhausen

Herausgeber der Reihe:

Prof. Dr. Manfred Döpfner, Prof. Dr. Gerd Lehmkuhl
Prof. Dr. Franz Petermann

# Anorexia nervosa

von

Hans-Christoph Steinhausen

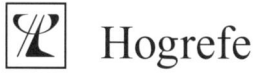 Hogrefe

Göttingen · Bern · Toronto · Seattle · Oxford · Prag

*Prof. Dr. Dr. Hans-Christoph Steinhausen*, geb. 1943. 1964-1973 Studium der Medizin und Psychologie in Erlangen und Hamburg. 1970 Promotion in Medizin. 1975 Promotion in Psychologie. 1970-1976 Medizinalassistentenzeit und Facharztweiterbildung in Hamburg. 1976 Habilitation. 1976-1979 Privatdozent und Assistenzprofessor für Psychiatrie und Neurologie des Kindes- und Jugendalters und 1979-1987 Professor für Psychiatrie und Neurologie des Kindes- und Jugendalters an der Freien Universität Berlin. Seit 1987 Ordinarius für Kinder- und Jugendpsychiatrie, Universität Zürich.

**Bibliografische Information Der Deutschen Bibliothek**

Die Deutsche Bibliothek verzeichnet diese Publikation in der Deutschen Nationalbibliografie; detaillierte bibliografische Daten sind im Internet über http://dnb.ddb.de abrufbar

© 2005 Hogrefe Verlag GmbH & Co. KG
Göttingen · Bern · Toronto · Seattle · Oxford · Prag
Rohnsweg 25, 37085 Göttingen

**http://www.hogrefe.de**
Aktuelle Informationen · Weitere Titel zum Thema · Ergänzende Materialien

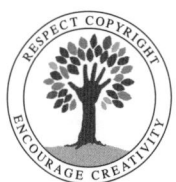
Satz: Beate Hautsch, Göttingen
Druck: Schlütersche Druck GmbH & Co. KG, Langenhagen
Printed in Germany
Auf säurefreiem Papier gedruckt

ISBN 3-8017-1876-X

# Einleitung: Grundlagen und Aufbau des Buches

Die Anorexia nervosa ist in ihrem klinischen Vollbild eine Störung, die weniger als 1 % der Bevölkerung betrifft. Atypische Formen und speziell einzelne Symptome eines gestörten Essverhaltens kommen deutlich häufiger vor. Insbesondere selbstauferlegte Diäten werden sehr häufig praktiziert und können in das klinische Bild der Anorexia nervosa münden. Der Verlauf der Krankheit ist häufig chronisch, so dass oft eine langfristige Therapie und Betreuung der betroffenen Patienten erforderlich ist.

Der vorliegende Leitfaden ist das Ergebnis einer langjährigen klinischen und wissenschaftlichen Arbeit des Verfassers im Gebiet der Essstörungen. In die Erstellung des Leitfadens gingen die Leitlinien zur Diagnostik und Behandlung der Anorexia nervosa verschiedener Fachgesellschaften und eigene vom Verfasser früher entwickelte Empfehlungen ein:

- die NICE Clinical Guideline 9 Eating disorders: Core Interventions in the treatment and management of anorexia nervosa, bulimia nervosa and related eating disorders (2003). London: National Institute for Clinical Excellence, 11 Strand, London WC2N 5HR, UK, www.nice.org.uk
- die Leitlinien zu Diagnostik und Therapie von psychischen Störungen im Säuglings-, Kindes- und Jugendalter, die von der Deutschen Gesellschaft für Kinder- und Jugendpsychiatrie und Psychotherapie in Verbindung mit weiteren Fachgesellschaften herausgegeben wurde (2. Auflage, 2003), wobei der Beitrag zu den Essstörungen von Herpertz-Dahlmann, Hebebrand und Remschmidt stammt
- die Practice Guideline for the Treatment of Patients with Eating Disorders (Revision) (American Psychiatric Association, 2000) und die
- Clinical guidelines for anorexia nervosa and bulimia nervosa (Steinhausen, 1997).

Der Leitfaden ist in fünf Kapitel gegliedert:

**1** Im ersten Kapitel des Buches wird der Stand der Forschung hinsichtlich Definition und Klassifikation, Epidemiologie, klinischer Symptomatik, Komorbidität und Differenzialdiagnose, Ätiologie, Therapie und Verlauf dargestellt.

**2** Das zweite Kapitel widmet sich der Entwicklung der Leitlinien mit Zielrichtung ihrer Umsetzung in der klinischen Praxis in den Bereichen von
   - Diagnostik und Verlaufskontrolle
   - Behandlungsindikationen und
   - Therapie

**3** Im dritten Kapitel werden Verfahren zur Diagnostik und Verlaufskontrolle in knapper Form vorgestellt und in ihrer Wertigkeit beschrieben.

**4**   Korrespondierend enthält das vierte Kapitel die im vorausgegangenen Kapitel vorgestellten Verfahren, um die Umsetzung der in der Leitlinie dargestellten Ziele zu erleichtern.

**5**   Das abschließende fünfte Kapitel illustriert an zwei Fallbeispielen die Umsetzung der Leitlinie in die klinische Praxis.

Gemäß den Zielsetzungen dieser Buchreihe bilden die in Kapitel 2 dargestellten 12 Leitlinien über die Diagnostik, Verlaufskontrolle, Behandlungsindikationen und Therapie den Kern dieses Buches. Leitlinien sollten jedoch nicht als Standard, sondern als Rahmen für die individuell zu entwickelnden therapeutischen Maßnahmen verstanden werden.

## Übersicht über die Leitlinien zu Diagnostik, Verlaufskontrolle, Behandlungsindikationen und Therapie der Anorexia nervosa

| | |
|---|---|
| **L1** | Exploration der Bezugspersonen |
| **L2** | Exploration des Patienten |
| **L3** | klinische Fragebögen und Beurteilungsskalen |
| **L4** | Körperliche und Laborkontrollen |
| **L5** | Verlaufskontrolle |
| **L6** | Wahl der Therapiemodalitäten |
| **L7** | Inhalte der Psychoedukation |
| **L8** | Ernährungstherapie und -beratung und somatische Therapie |
| **L9** | Verhaltenstherapie der Essstörung |
| **L10** | Einzel- und Gruppenpsychotherapie |
| **L11** | Familientherapie |
| **L12** | Psychopharmakotherapie |

Außerdem wird dieser Band durch den *Ratgeber Anorexia nervosa* (Pauli & Steinhausen, 2005) ergänzt, der Informationen für Betroffene, Eltern, Lehrer und Erzieher enthält. Der Ratgeber informiert über die Symptomatik, die Ursachen, den Verlauf und die Behandlungsmöglichkeiten der Anorexia nervosa.

# Danksagung

Die Verfassung dieses Buches hat von der langjährigen Zusammenarbeit mit zahlreichen Mitarbeiterinnen und Mitarbeiter profitiert. In letzter Zeit waren dies die Teams der von Frau Dr. H. Prün geleiteten Jugendlichenstationen und Frau Dr. D. Pauli von der Poliklinik im Zentrum für Kinder- und Jugendpsychiatrie der Universität Zürich sowie der Ernährungsberater Herr Peter Jacobs von der Universitätskinderklinik Zürich. Hilfreich war auch der kontinuierliche Kontakt mit den befreundeten Kollegen und Experten für Essstörungen Prof. Dr. M. Fichter und Prof. Dr. R. Meermann. Schließlich durfte ich in besonderer Weise von den Patientinnen und Patienten lernen. Allen sei herzlich gedankt.

# Inhaltsverzeichnis

# 1 Stand der Forschung

## 1.1 Definition und Klassifikation

Die Anorexia nervosa ist eine gehäuft im Jugendalter, vereinzelt auch vor der Pubertät erstmals auftretende Essstörung, die auch später im Erwachsenenalter beginnen bzw. rezidivieren oder chronifizieren kann. Die in Tabelle 1 dargestellten diagnostischen Kriterien dieser Erkrankung sind im *DSM-IV* und in der *ICD-10* nicht identisch. Ähnlichkeiten erstrecken sich auf das Gewichtskriterium, die Körperschemastörung, die Amenorrhö und die Gewichtsphobie. Hinsichtlich der Definition dieser Kriterien unterscheiden sich diese beiden Systeme jedoch. Die ICD-10 benutzt den *Body Mass Index (BMI)* für die Definition des Gewichtsverlustes, während das DSM-IV auf das Kriterium von 85 % des zu erwartenden Gewichts Bezug nimmt. Für die klinische Praxis ist bedeutsam, dass insbesondere im jugendlichen Alter ein Bezug zu Perzentilen-Kurven hergestellt werden muss, um eine klar pathologische Abweichung des Gewichtes sichern zu können. Entsprechende Perzentilen-Kurven sind für Deutschland von Kromeyer-Hauschild et al. (2001) erstellt worden und in Kapitel 4 unter den Materialien wiedergegeben.

**Definition und Kriterien**

Während beide Klassifikationssysteme die Fälle der präpubertären Erkrankungen gesondert erwähnen, haben sie andererseits eine Reihe von Besonderheiten aufzuweisen. Die ICD-10-Kriterien sind bei der operationalen Definition des selbst herbeigeführten Gewichtsverlustes präziser. Ferner verbindet die ICD-10 die Körperschemastörung mit dem Hauptthema der *Psychopathologie*, nämlich der Angst vor dem Dicksein. Damit wird zugleich das Kriterium der *Körperschemastörung* als eines vermeintlich spezifischen Kriteriums für die Anorexia nervosa relativiert. Eine derartige Betrachtungsweise steht im Einklang mit der Forschung zu Körper-Schema-Störungen, die recht uncharakteristisch sind und wenig Spezifisches zum Verständnis der Psychopathologie der Essstörung beitragen (Hsu & Sobkiewicz, 1991; Henninghausen et al., 1999).

**Vergleich von ICD-10 und DSM-IV**

Auch die weitreichenden *endokrinen Störungen* bei der Anorexia nervosa sind in der ICD-10 klarer zum Ausdruck gebracht, während das DSM-IV sich nur auf die Amenorrhö bezieht. Beide Klassifikationssysteme berücksichtigen zwei *Subtypen* der Anorexia nervosa. Tatsächlich gibt es empirische Belege dafür, dass Patienten mit einer *bulimischen Form* der Anorexia nervosa unterschiedliche Merkmale im Vergleich zum *restriktiven Typ* haben. Beim bulimischen Subtyp sind häufiger prämorbide Übergewichtsprobleme, medizinische Komplikationen, verschiedene Arten impulsiven Verhaltens und bestimmte Formen von Persönlichkeitsstörungen zu beobachten (Garfinkel et al., 1995). Außerdem belegen verschiedene Verlaufsstudien, dass mit diesem Subtyp eine

**Tabelle 1:** Diagnostische Kriterien für Anorexia nervosa nach ICD-10 und DSM-IV

| ICD-10 | | DSM-IV | |
|---|---|---|---|
| **F50.0 Anorexia nervosa** | | **307.1 Anorexia nervosa** | |
| A. | Gewichtsverlust oder bei Kindern fehlende Gewichtszunahme: dies führt zu einem Körpergewicht von mindestens 15 % unter dem normalen oder dem für das Alter und die Körpergröße erwarteten Gewicht. | A. | Weigerung, das Körpergewicht über eine für Alter und Größe minimalen Schwelle zu halten (Gewicht unter 85 % des extrapolierten normalen Gewichts). |
| B. | Der Gewichtsverlust ist selbst herbeigeführt durch Vermeidung von „fettmachenden" Speisen. | B. | Ausgeprägte Angst vor einer Gewichtszunahme oder davor, dick zu werden, obgleich Untergewicht besteht. |
| C. | Selbstwahrnehmung als „zu fett", verbunden mit einer sich aufdrängenden Furcht, dick zu werden; die Betroffenen legen für sich selbst eine sehr niedrige Gewichtsschwelle fest. | C. | Vorliegen von Körperschemastörungen; Selbstwertgefühl wird übermäßig durch subjektive Wahrnehmung der eigenen Figur und des eigenen Körpergewichts beeinflusst oder Leugnung der Ernsthaftigkeit eines bestehenden Untergewichts. |
| D. | Umfassende endokrine Störung der Achse Hypothalamus-Hypophyse-Gonaden; sie manifestiert sich bei Frauen als Amenorrhö, bei Männern als Interesseverlust an Sexualität und Potenzverlust. Eine Ausnahme stellt das Persisieren vaginaler Blutungen bei anorektischen Frauen dar, die eine Hormonsubstitution erhalten (meist als kontrazeptive Medikation). | D. | Amenrrhö bei Frauen nach Eintreten der Menarche, d.h. Aussetzen von mindestens drei konsekutiven Menstruationszyklen. |
| | | **Untertypen nach DSM-IV** | |
| E. | Die Kriterien A. und B. für Bulimia nervosa (F50.2) werden nicht erfüllt | 1. | Asketischer Anorexietyp („restricting Type"). Hier liegen keine „Fressattacken" oder „purging behaviour" (selbstinduziertes Erbrechen oder Laxanzienmissbrauch, Diuretikaeinnahme) vor. |
| | | 2. | Bulimische Anorexie („purging Type"). Hier liegen zusätzlich zu den Magersuchtsymptomen „Fressattacken" und „purging behaviour" (selbstinduziertes Erbrechen, Missbrauch von Laxanzien oder Missbrauch von Diretika) vor. |

schlechtere Prognose verbunden ist (Steinhausen, 1999, 2002). Gleichwohl ist die Validität dieser beiden Subtypen noch nicht vollständig sicher, zumal es sich möglicherweise lediglich um zwei unterschiedliche Schweregrade handelt, die bei einzelnen Patienten über die Zeit alternieren. Für die Klinik ist jedoch bedeutsam, dass diese Typologie für Diagnostik und Therapie unterschiedliche Implikationen hat.

Schließlich enthalten die ICD-10 und das DSM-IV jeweils mit leicht unterschiedlicher Bezeichnung auch eine Kategorie für die *atypischen Fälle* einer Anorexia nervosa. Bei diesen Fällen sind jeweils nicht sämtliche Kriterien erfüllt. Damit wird der klinischen Tatsache gut Rechnung getragen, dass Essstörungen ein Spektrum darstellen, und in der klinischen Präsentation einzelner Patienten und auch wechselnder Krankheitsstadien nicht immer alle geforderten Symptome vorliegen. Im DSM-IV wird in diesem Zusammenhang die „Binge-Eating Disorder" erwähnt, die durch wiederholte Episoden von „Fressattacken" ohne die für die Bulimie nervosa charakteristischen regelmäßigen, der Gewichtszunahme gegensteuernden Maßnahmen gekennzeichnet ist. Diese Störung ist im Kindes- und Jugendalter bisher wenig erforscht.

## 1.2 Epidemiologie

Das Wissen über die Häufigkeiten der Essstörungen stammt mehrheitlich aus Analysen von psychiatrischen Fallregistern oder Krankenhausstatistiken. Damit ist natürlich die Gefahr einer Unterschätzung der tatsächlichen Inzidenz und Prävalenz verbunden, zumal nicht alle Patienten zur Behandlung kommen. Eine Analyse der 60 *Inzidenzstudien* zur Anorexia nervosa, die zwischen 1970 und 1992 publiziert wurden (Fombonne, 1995), zeigt einen Gipfel des Erkrankungsbeginns zwischen 15 und 19 Jahren und einen Abfall im Alter von 20 und 24 Jahren. Nur in 5 dieser Studien wurde ein Anstieg der Inzidenz über die Zeit festgestellt. Jedoch sind diese Studien ungenügend kontrolliert hinsichtlich der Reliabilität und Validität der Diagnosen, der Veränderungen im Gesundheitversorgungssystem, demographischer Veränderungen sowie hinsichtlich der statistischen Signifikanz (Fombonne, 1995; Hoek et al., 2003). Neuere Inzidenzstudien kommen hinsichtlich der Frage einer Inzidenzzunahme sowohl zu negativen (Turnball et al., 1996; Hoek et al., 1995) als auch zu positiven Ergebnissen (Eagles et al., 1995; Munk Jørgensen, 1995). Eine weitere neue Übersichtsarbeit stellte für 12 kumulative Inzidenzstudien über 40 Jahre keinen Anstieg der Anorexia nervosa im Teenage-Alter, wohl aber für Frauen im Alter von 20 bis 39 Jahren fest (Pawluck & Gorey, 1998). Schließlich liegen Hinweise vor, dass sich die Inzidenzraten seit den 70er Jahren eher stabilisiert haben (Hoeck & van Hoeken, 2003; Milos et al., 2004).

*Inzidenz-
raten*

Einige der methodischen Probleme von Inzidenzstudien lassen sich durch epidemiologische Felduntersuchungen vermeiden. Die zwischen 1976 und 1993 publizierten *Prävalenzstudien* haben hinsichtlich der Prävalenzraten Mediane von 1.3/1000 für die gesamte Periode, 1.3/1000 für die vor 1985 publizierten Studien und 1.8/1000 für die Studien mit Publikationen nach 1985 ergeben. Diese Zahlen erstrecken sich auf den Altersbereich von 15 bis 20 Jahren. Demzufolge haben diese Studien

*Prävalenz-
raten*

keine ansteigende Prävalenzrate über die Zeit ergeben (Fombonne, 1995). Auch eine neuere Schweizer Studie hat mit einer Prävalenzrate von 0.7 % für den Altersbereich 14 bis 17 Jahre bestätigt, dass die Anorexia nervosa eine seltene Störung ist (Steinhausen et al., 1997).

Sämtliche epidemiologischen Daten bestärken die klinische Erfahrung, dass die Anorexia nervosa 8- bis 40-mal häufiger beim weiblichen Geschlecht als beim männlichen Geschlecht auftritt. Epidemiologische Untersuchungen widerlegen auch den klinischen Eindruck, dass die Anorexia nervosa mit höherer Sozialschicht verbunden ist. Die Erkrankung wird selten bei Afrikanern und Chinesen beobachtet. Außerhalb der westlichen Kultur tritt die Anorexia nervosa eher im Zusammenhang mit gehobenem Sozialstatus auf (Steinhausen, 2002).

## 1.3 Klinische Symptomatik

Für die Anorexia nervosa sind sowohl psychopathologische als auch körperliche Symptome bedeutsam (vgl. Steinhausen, 2002). Die zentralen psychopathologischen Merkmale sind die *Einschränkung der Nahrungsaufnahme* einerseits sowie die ständige exzessive *gedankliche Beschäftigung mit Nahrung, Essen und Dicksein*. Die Patientinnen sind zutiefst davon überzeugt, dass ihr Körper zu schwer und zu dick ist. Diese Vorstellung kann sogar noch in schwer ausgezehrtem Zustand

**Kriterium Essverhalten** persistieren. Typischerweise beginnen die Patientin mit einer diätetischen Nahrungseinschränkung, wobei selten eine prämorbide Übergewichtigkeit vorliegt. In dieser Diät werden Süßigkeiten und hochkalorische, kohlenhydratreiche Nahrungsbestandteile reduziert und die Patienten entwickeln sich schnell zu Experten für den Kaloriengehalt von Nahrungsmitteln. Meist wird die Nahrungseinschränkung erst nach Wochen oder Monaten von den Bezugspersonen entdeckt. Zu diesem Zeitpunkt haben die Patientinnen jedoch möglicherweise schon die Kontrolle über ihr Essverhalten verloren. Andererseits haben sie zu diesem Zeitpunkt in der Regel keine Einsicht in ihr Verhalten und verleugnen den Krankeitsprozess.

**Weitere Kriterien** Bei vielen Patientinnen verbindet sich mit dieser Einschränkung der Nahrungsaufnahme eine *Störung des Körperschemas* (Meermann, 1991). Trotz der Abmagerung betrachten sie sich selbst als nicht zu dünn oder sogar hässlich. Diese Wahrnehmungsverzerrung ist von der Qualität einer überwertigen Idee und geht mit einer Störung der interozeptiven Abläufe einher, so dass Hunger, Sattheit oder Affektzustände nicht mehr richtig identifiziert werden.

Weitere Methoden der Gewichtsreduktion bestehen in der *Einnahme von Abführmitteln* (Laxantien oder Diuretika) sowie ausgeprägter *Hyperaktivität* einschließlich sportlicher Aktivitäten und *Erbrechen*. Ein Teil der

Patienten entwickelt außerdem durchbruchsartig *Heißhungerattacken* (das Leitsymptom der Bulimia nervosa), in denen in kürzester Zeit abnorme Mengen von Nahrungsmitteln aufgenommen werden.

Weitere *psychopathologische Symptome* bestehen aus zwanghaften, unreifen und depressiven Persönlichkeitsanteilen sowie einem mit dem Krankheitsprozess voranschreitenden sozialen Rückzug. Ferner treten ein niedriges Selbstwertgefühl, Stimmungslabilität, Schlafstörungen sowie rigide Denkmuster auf, die speziell auf das Ernährungsverhalten sowie das Gewicht zentriert sind.

**Ergänzende Psycho- pathologie**

Unter den zahlreichen *somatischen Symptomen* ist die Amenorrhö das Leitsymptom der Erkrankung. Weiter bestehen zahlreiche Zeichen eines herabgesetzten Stoffwechsels sowie eine Einschränkung körperlicher Funktionen. Dazu zählen Hypothermie, Ödeme, Bradykardie sowie niedriger Blutdruck. Eine Vielzahl von Labortests spiegeln die tiefgreifenden körperlichen Veränderungen wider. Die zahlreichen medizinischen Komplikationen machen eine sehr sorgfältige ärztliche Diagnostik erforderlich (vgl. Carney & Andersen, 1996; Beumont et al., 1995).

**Körperliche Zeichen**

In der *Anamnese* der jugendlichen Patienten mit einer Anorexia nervosa lassen sich häufig schon prämorbide Essstörungen nachweisen (Manchi & Cohen, 1990). In ihrer Primärpersönlichkeit werden die Patientinnen häufig als sehr angepasst, leistungsorientiert und gewissenhaft geschildert. In der Regel berichten die Eltern von einer äußerst unproblematischen Erziehung. Die Familienanamnese ist hingegen häufig auffällig. Gewichtsstörungen einschließlich Adipositas und Anorexia nervosa, andere psychiatrische Störungen wie Depressionen, Zwangsstörungen und Suchterkrankungen werden ungewöhnlich häufig festgestellt (Lilenfeld et al., 1998).

**Anamnese**

Die Manifestation einer Anorexia nervosa *vor der Pubertät* ist eher selten. Die klinischen Merkmale dieser früherkrankten Patientinnen sind jedoch weitgehend denen der jugendlichen Patienten ähnlich (Robin et al., 1998; Lask & Bryant-Waugh, 1993). Der Gewichtsverlust bei diesen jungen Patientinnen kann jedoch den normalen Pubertätsablauf beeinträchtigen. Darüber hinaus kann es zu möglicherweise irreversiblen Beeinträchtigungen des Wachstums und der Brustentwicklung kommen (Russell, 1992).

**Präpuberale Fälle**

Beim *männlichen Geschlecht* kommt es selten zu der Erkrankung einer Anorexia nervosa. Bei den ab dem Jugendalter auftretenden männlichen Fällen sind die physischen Zeichen denen der weiblichen Patienten sehr ähnlich. Geschlechtsidentitätsstörungen sind bei diesen männlichen Patienten häufig. Bisweilen ist die Symptomatik noch stärker ausgeprägt und die Prognose ungünstiger als bei den weiblichen Patienten (Carlat et al., 1997; Andersen, 1995).

## 1.4 Komorbidität und Differenzialdiagnose

**Komorbide Störungen**

Zu den häufigen *komorbiden psychischen Störungen* gehört in erster Linie die Depression, die zu einem beträchtlichen Anteil Ergebnis der körperlichen Auszehrung ist (Herpertz-Dahlmann, 2002). Weitere komorbide Störungen sind Angst- und Zwangsstörungen sowie mit zunehmendem Alter auch Persönlichkeitsstörungen (Herzog et al., 1992; Råstam, 1992; Steiner & Lock, 1998; O'Brien & Vincent, 2003).

**Differenzialdiagnose**

*Differenzialdiagnostisch* muss die Anorexia nervosa zunächst von einer Reihe von psychischen Störungen unterschieden werden, mit denen sie allerdings auch koexisistieren kann.

Hierzu zählen Depressionen, Zwangsstörungen, Somatisierungsstörungen und in seltenen Fällen auch schizophrene Wahnvorstellungen, die sich mit Nahrung und Essen befassen. Die selteneren körperlichen Erkrankungen, die differenzialdiagnostisch ausgeschlossen werden müssen, sind die Tuberkulose, erworbene Immunschwächeerkrankungen, primäre endokrine Störungen wie eine Hypophysenvorderlappen-Insuffizienz, der Morbus Addison, die Hyperthyreose, der Diabetes mellitus sowie entzündliche Darmerkrankungen, Hypothalamus-Tumoren und verschiedene bösartige Erkrankungen. Bei diesen Erkrankungen fehlen die charakteristischen psychologischen Merkmale der Anorexia nervosa. Es gibt ferner verschiedene Pharmaka, die zu Gewichts- und Appetitverlust führen. Heißhungerattacken können auch bei verschiedenen körperlichen Krankheiten sowie Adipositas und Diabetes mellitus auftreten, die wiederum auch als Risikofaktor für die Entwicklung einer Essstörung anzusehen sind.

## 1.5 Ätiologie

**Mehrdimensionales Ursachenmodell**

Wie viele andere psychische Störungen können auch die jugendlichen Essstörungen nur in *multikausalen Modellen* angemessen beschrieben werden. Dabei kommen verschiedene Risikofaktoren zusammen, die für die individuelle Ursachenklärung einen Rahmen abstecken, ohne in großem Umfang noch unbekannte ätiologische Geschehen vollständig aufklären zu können (Polivy & Herman, 2002). Empirische Risikofaktoren sind insbesondere für den Bereich des Jugendalters von Steiger und Stotland (1995) sowie Steiner et al. (1995) und im Rahmen einer Metaanalyse von Stice (2002) zusammenfassend abgehandelt worden.

Ein umfassendes multikausales Modell muss Prädispositionen und Risikofaktoren im Sinne von Prädispositionen auf der individuellen, familiären, soziokulturellen, biologischen, auslösenden und krankheitsunterhaltenden Ebene berücksichtigen, wobei die wirksamen Faktoren in

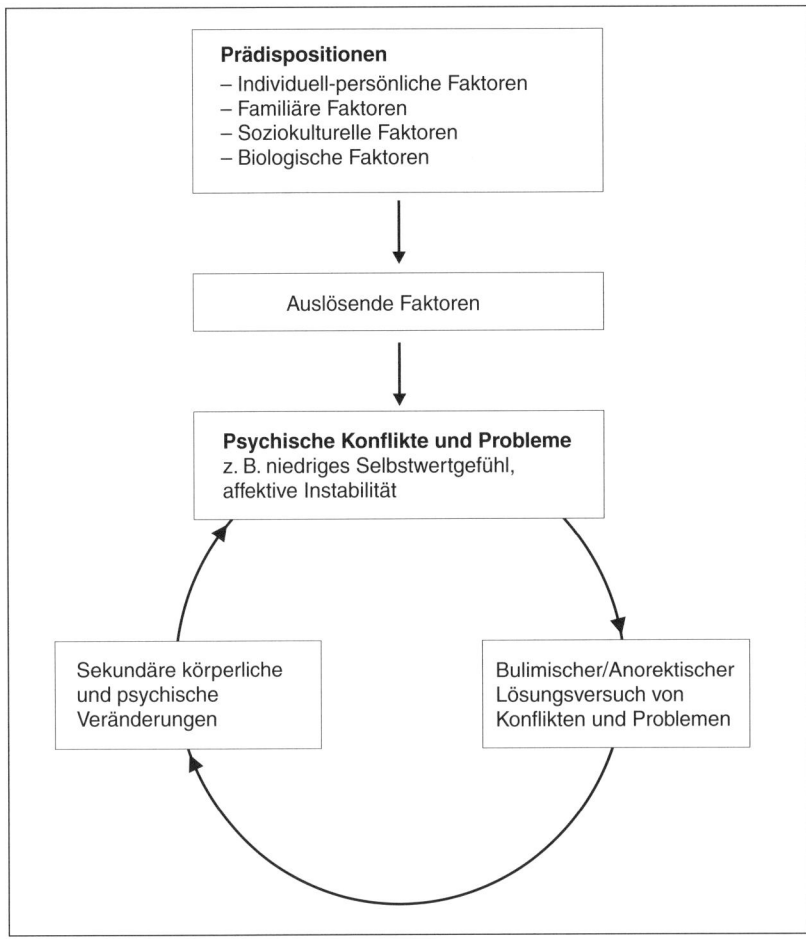

**Abbildung 1:** Ätiologisches Modell der Essstörungen

einen Teufelskreis des Versuchs der Lösung psychischer Konflikte und Probleme auf der Ebene von Symptombildungen mündet, wie in Abbildung 1 dargestellt.

Bei der Erörterung der *individuellen Faktoren* muss aus einer Entwicklungsperspektive darauf Bezug genommen werden, dass sich die Essstörungen mit großer Wahrscheinlichkeit in einem Altersabschnitt – d.h. der Adoleszenz – manifestieren, der mit körperlichen Veränderungen und psychosozialen Herausforderungen besonderer Art verbunden ist. Insbesondere die für weibliche Jugendliche beträchtliche Zunahme des Körperfetts geht häufig mit Besorgnis über Gewicht und dem Versuch einer Gewichtskontrolle einher. Die Entscheidung für eine Diät entsteht zu einem Zeitpunkt, wo die Veränderung des körperlichen Erscheinungsbilds, das Körpererleben und die biologische Reproduktionsfähigkeit eine Neuorganisation und Veränderung des Körperschemas erforderlich

**Individuelle Risiko-faktoren**

machen (Attie et al., 1990). Die daraus resultierenden Besorgnisse um das Gewicht sind in diesem Entwicklungsabschnitt bedeutsam mit der Entwicklung von mehrheitlich subklinischen Essstörungen verbunden (Killen et al., 1996).

Andere Risikofaktoren sind die in diesem Alter nicht seltenen Wahrnehmungsstörungen des Körperumfanges sowie körperinterner Abläufe einschließlich der damit verbundenen Empfindungen (Shisslack et al., 1998; Leon et al., 1995). Möglicherweise trägt ein körperliches Übergewicht vor der Pubertät zu einem früheren Pubertätseintritt bei, wodurch in Verbindung mit der früheren sexuellen Entwicklung eine vorgezogene Konfrontation mit den Entwicklungsaufgaben der Adoleszenz entsteht, für die das jeweils betroffene Mädchen ungenügend vorbereitet ist. Ferner kann eine prämorbide Übergewichtigkeit zu Hänseleien und Druck aus der Umwelt führen, die Anlass für eine Diät oder andere gewichtsreduzierende Maßnahmen geben.

Weitere Risikofaktoren können in den mangelnden Konfliktlösungsfähigkeiten der betroffenen Patienten liegen, die sich bereits prämorbid in sehr angepassten, perfektionistischen und abhängigen Persönlichkeitsstrukturen entwickelt haben. Oft liegen in der Vorgeschichte bereits Essstörungen vor. Der vor allem bei erwachsenen Patientinnen gehäuft festgestellte sexuelle Missbrauch in der Kindheit stellt einen weiteren, allerdings unspezifischen Risikofaktor dar, zumal entsprechende Zusammenhänge bei zahlreichen psychischen Störungen vorliegen (Palmer, 1995; Vanderlinden & Vandereycken, 1995).

**Familiäre Risiko-faktoren** Im Rahmen der *familiären Risikofaktoren* ist unter dem Einfluss der Familien-System-Modelle angenommen worden, dass Patienten mit einer Anorexia nervosa und ihre Familien charakteristische Muster der Interaktion und Kommunikation aufweisen. Sorgfältige empirische Analysen haben jedoch ergeben, dass diese Muster unspezifisch sind und die Annahme einer typischen Familienstruktur bei Anorexia nervosa kaum gerechtfertigt ist (Kog & Vandereycken, 1988; Råstam & Gillberg, 1991). Gleichwohl ist das Ausmaß von familiären Dysfunktionen in diesen Familien hoch und gibt einen unspezifischen Vulnerabilitätsfaktor für die Entwicklung einer Essstörung ab (Steiger & Stotland, 1995), sofern es sich nicht um Folgen der Essstörung handelt. Jenseits der Frage nach spezifischen Interaktions- und Kommunikationsmustern gibt es sicher eine Reihe anderer familiärer Risikofaktoren. Hierzu zählen die höheren Raten an Gesundheitsproblemen und psychischen Störungen, d.h. Gewichtsprobleme und Essstörungen, körperliche Erkrankungen, Depressionen, Zwangsstörungen und Alkoholismus (Lilenfeld et al., 1998; Kog & Vandereycken, 1988).

**Sozio-kulturelle Risiko-faktoren** Für die Bedeutsamkeit *soziokultureller Faktoren* sprechen eine Reihe weiterer empirisch abgesicherter Beobachtungen. Dazu zählen die extrem ungleiche Geschlechtsverteilung, das typische Erkrankungsalter während der Adoleszenz, die zumindest in früheren Studien aufgezeigte Zunahme der Inzidenz und die Verbindung der Anorexia nervosa mit dem westlichen Lebensstil. In der Diskussion sind ferner die Auswirkungen des Leistungsprinzips, des körperlichen Erscheinungsbildes und dabei ganz besonders der Betonung von Schlanksein und Diät bei Frauen, welche in den zurückliegenden Jahrzehnten das Erkrankungsrisiko vor allem für das weibliche Geschlecht erhöht haben sollen. Dabei wird auch immer wieder auf spezielle Risikogruppen wie Balletttänzerinnen, bestimmte Athleten beiderlei Geschlechts sowie Fotomodells hingewiesen. Fairburn et al. (1999) sehen das Bedürfnis nach Selbstkontrolle als das zentrale Merkmal der Essstörungen durch die Tendenz der westlichen Kultur überlagert, Selbstwert in den Begriffen von Erscheinungsgebild und Gewicht zu beurteilen. Auch für adoleszente Mädchen ist die Bedeutsamkeit von Models als Vorbilder in Fernsehen und Magazinen für das Motiv der Sorge um das eigene Gewicht nachgewiesen worden (Barr Taylor et al., 1998; Shisslack et al., 1998).

**Biologische Risiko-faktoren**

Auf der *biologischen Ebene* gehen mit Fehlernährung und Gewichtsabnahme bedeutsame Veränderungen einher. Diese betreffen alle endokrinen Systeme, die Neurotransmittersysteme, die Regulation von Immunfunktionen sowie die Aktivitäten von endogenen Opioiden (Pirke & Platte, 1995). Diese zahlreichen Veränderungen körperlicher Regulationsmechanismen tragen wesentlich zur Aufrechterhaltung der Störung bei, ohne notwendigerweise von ätiologischer Bedeutung zu sein. Unter den neurobiologischen Faktoren wird gegenwärtig vor allem die Bedeutsamkeit genetischer Bedingungen diskutiert. Erste Untersuchungen an Zwillingen haben zunächst höhere Konkordanzraten für monozygote als für dizygote Zwillinge ergeben (Scott, 1986; Holland et al., 1988; Treasure & Holland, 1990). Sie sind jedoch teilweise unter die Kritik einer verzerrten Stichprobengewinnung gestellt worden. Neuere Untersuchungen auf der Basis eines sehr umfangreichen Zwillingsregisters haben sogar erwartungswidrig höhere Konkordanzraten bei dizygoten Zwillingen gefunden (Walters & Kendler, 1995). Damit ist zwar eine familiäre Komponente in der Verursachung der Anorexia nervosa wahrscheinlich, andererseits aber eine Auftrennung in genetische und umweltabhängige Faktoren und eine genaue Bestimmung der Heritabilität nicht möglich (Fairburn et al., 1999b; Bulik et al., 2000).

**Auslöse-ereignisse**

Zu den *auslösenden Ereignissen* im Vorfeld der Entstehung einer Anorexia nervosa gehören Lebensereignisse meist unspezifischer Art. Trennungs- und Verlusterfahrungen, schwere Belastungen der Familie, neue Anforderungen aus der Umwelt, Bedrohungen des Selbstwertgefühls und bei einigen Patienten auch körperliche Erkrankungen können bedeutsam werden (Robin et al., 1998; Atkins & Silver, 1993). Diese Bedrohungen des Selbstwertgefühls und des Kontrollvermögens der Patienten verstärken die Besorgnis um das Körpergewicht und leiten diätetische Maßnahmen ein.

**Aufrechter-
haltende
Faktoren**

Da nicht wenige Fälle einer Anorexia nervosa chronifizieren, müssen auch *aufrechterhaltende Faktoren* wirksam werden. Hierzu zählt zunächst der Zustand der körperlichen Auszehrung, welcher im Rahmen eines Teufelskreises die Besorgnis um die Nahrungsaufnahme sowie das negative Selbstkonzept und Befinden wiederum verstärkt. Ebenso resultieren Interesseverlust und soziale Isolation. Auch das bei vielen Patienten zu beobachtende Erbrechen stellt einen sehr wirksamen aufrechterhaltenden Faktor dar. Ferner verstärken die verzögerte Magenentleerung sowie die chronische Obstipation das Gefühl der Völle nach Mahlzeiten und verlängern damit die Durchführung diätetischer Maßnahmen. Zusätzlich können die Körperschemastörungen mit dem Gefühl einhergehen, schon bei geringster Gewichtszunahme die Kontrolle zu verlieren, was wiederum zu noch rigideren Kontrollversuchen führt.

Weitere unterhaltende Faktoren bestehen aus kognitiv-emotionalen Veränderungen, wie zum Beispiel der aus dem Gewichtsverlust resultierenden positiven Selbstverstärkung, der ängstlichen Vermeidung von Gewichtszunahme oder aus zwanghaften Persönlichkeitsanteilen. Ungelöste prädisponierende Konflikte in der Familie oder aus der eigenen Lebensgeschichte können ebenso zur Chronifizierung beitragen. Andererseits entsteht aus der beträchtlichen Aufmerksamkeit, mit der die Umwelt den Patienten begegnet, ein sekundärer Krankheitsgewinn. Ebenso verstärkend wirkt das kulturelle Schlankheitsideal. Schließlich können auch so genannte *iatrogene Faktoren*, d.h. mit der ärztlichen Behandlung in Verbindung stehende Merkmale für die Aufrechterhaltung der Krankheit bedeutsam sein. Hierzu zählen Programme mit überstürzter Gewichtszunahme, welche dem Patienten keine Möglichkeit bieten, Selbstkontrolle zu entwickeln, ferner mangelnde Berücksichtigung psychosozialer Faktoren, andererseits aber auch ungenügende oder fehlende Berücksichtigung einer erforderlichen Gewichtszunahme, um den Auswirkungen des körperlichen Hungerzustandes angemessen zu begegnen.

## 1.6 Therapie

**Mehrdimen-
sionale
Therapie**

Die Anorexia nervosa benötigt eine *intensive interdisziplinäre Behandlung*, um den zahlreichen Komplikationen und der Chronifizierungsgefahr bei sehr vielen Patienten zu begegnen (Gowers & Bryant-Waugh, 2004; Rome et al., 2003; Treasure & Schmidt, 2003; Robin et al., 1998; Garner & Garfinkel, 1997; Steinhausen, 1997b; Touyz et al., 1995). In der klinischen Praxis werden verschiedene Behandlungselemente kombiniert, so dass eine Evaluation der verschiedenen Behandlungskomponenten erschwert ist. Nur für wenige psychotherapeutische Interventionsformen liegen kontrollierte Untersuchungen und Evaluationen vor

(Jacobi et al., 1997; Steinhausen, 1999; Hay et al., 2003). Die Säulen der Behandlung bilden Ernährungstherapie und -beratung einschließlich somatischer Kontrollen (Beumont et al., 1997), Psychoedukation (Garner, 1997) sowie Psychotherapie im Rahmen einer interdisziplinären Betreuung.

Zu den allgemeinen *Behandlungsprinzipien* gehört nach der sorgfältigen und eingehenden Untersuchung zunächst die Frage, ob in einem ambulanten, stationären oder in einem anderen Setting behandelt werden soll. Die Entscheidung für eine dieser Behandlungsformen lässt sich wenig auf empirische Daten stützen. Gleichwohl gibt es Kriterien, die eine stationäre Behandlung unabdingbar machen (vgl. Touyz et al., 1995). Hierzu zählen schwerer Gewichtsverlust und medizinische Komplikationen, Suizidalität und komorbide psychische Störungen sowie ausgeprägte familiäre Konflikte oder Hilflosigkeit der Familie. Darüber hinaus kann die stationäre Behandlung bestimmte Vorteile hinsichtlich der Etablierung eines tragfähigen Behandlungsbündnisses, der besseren Kontrolle von Komplikationen und Interventionen sowie der multidisziplinären Teamarbeit im Zusammenwirken von Ärzten, Therapeuten, Pflegepersonal und Ernährungsberatern bieten. Eine ambulante Behandlung sollte bei kurzem und unkompliziertem Krankheitsverlauf, bei einer kooperativen Familie sowie bei einer therapiemotivierten Patientin realisiert werden.

*Behandlungs-*
*prinzipien*

## 1.6.1 Ernährungstherapie

Unabhängig von der Wahl des Behandlungssettings ist die Wiederherstellung des Normalgewichtes und der Gesundheit eines der wichtigsten *Ziele der Behandlung* (vgl. Beumont et al., 1997). Ein fallspezifisch zusammengestellter Ernährungsplan muss einen stetigen Gewichtsanstieg von etwa 0,1 bis 0,2 kg/Tag gewährleisten. Zusätzlich müssen vorliegende medizinische Komplikationen kompetent behandelt werden. Im Rahmen der stationären Ernährungstherapie ist die Funktion einer unterstützenden Beziehung durch eine Bezugsperson – in der Regel eine weibliche Pflegekraft – von herausragender Bedeutung. Mit allmählicher Gewichtszunahme verbessert sich auch das psychische Befinden der Patienten. Zugleich müssen allerdings Kontrollen eingebaut werden, um der Fortführung gewichtsreduzierender Maßnahmen durch die Patienten zu begegnen.

*Diätetische*
*Behandlungs-*
*ziele*

## 1.6.2 Psychotherapie

Die zahlreichen psychotherapeutischen Behandlungsansätze können an dieser Stelle nicht umfassend dargestellt werden. Differenzierte Abhand-

**Grundsätze der Psychotherapie** lungen finden sich in den Handbüchern von Garner und Garfinkel (1997), Brownell und Fairburn (2002) sowie Treasure, Schmidt und van Furth (2003). Das Ausmaß der Evidenzbasierung bei der Bewertung der Wirksamkeit von Behandlungen der Anorexia nervosa ist sehr gering. Unabhängig vom Alter der Patienten gibt es nur wenige kontrollierte Behandlungsstudien. Eine einzige derartige Studie (Dare et al., 2001) fand, dass verschiedene spezifische Formen der Psychotherapie bei Erwachsenen erfolgreicher waren als eine unspezifische Routinebehandlung durch jüngere Psychiater. Eine weitere kleine Studie (Crisp et al., 1991) fand, dass die ambulante Behandlung ebenso erfolgreich war wie die stationäre Therapie bei jugendlichen und erwachsenen Patienten, die nicht so schwer krank waren, dass eine medizinische Notbehandlung erforderlich war. Treasure und Schmidt (2003) stellen in ihrer Übersicht fest, dass keine umfassende Behandlungsübersicht mit Fokus auf das Kindes- und Jugendalter vorliegt. Angesichts der Tatsache, dass die Anorexia nervosa mehrheitlich in der Adoleszenz beginnt, ist das Ausmaß kontrollierter Studien in diesem Altersbereich besonders schmal (Gowers & Bryant-Waugh, 2004).

In der Praxis kommt es häufig zu einer *Methodenkombination* von verschiedenen Formen der individuellen Psychotherapie mit unterschiedlicher theoretischer Orientierung und Familientherapie mit unterschiedlicher Akzentuierung in verschiedenen Behandlungsphasen. Der Einbezug der Familie ist bei Patientinnen im Kindes- und Jugendalter immer erforderlich. Zu Beginn der Erkrankung benötigen die Eltern Entlastung von ihren Schuldgefühlen und müssen im Rahmen der Psychoedukation über verschiedene Aspekte der Essstörungen unterrichtet werden. Elternberatung und gegebenenfalls auch Familientherapie sind in der mittleren Phase der Behandlung zu berücksichtigen. Erst in der Endphase der Behandlung sollten die persönlichen und partnerbezogenen Probleme der Eltern in einem speziellen therapeutischen Setting angegangen werden.

**Indikation für individuelle Psychotherapie** Für die *individuelle, einsichtsorientierte Psychotherapie* mit anorexiekranken Patientinnen gilt zunächst die Feststellung, dass bei vielen Patienten insbesondere in der Phase des Hungerns und einer beeinträchtigten psychischen Befindlichkeit die Voraussetzungen für eine Psychotherapie ungünstig sind. In dieser Phase ist die Motivation zur Behandlung in der Regel ungenügend; ebenso können eine begleitende Depression oder ein chronischer Verlauf oder auch fehlende Kooperation der Familie die individuelle Psychotherapie behindern. Weitere Einschränkungen können sich aus dem Lebensalter, speziell bei präpubertären Patienten ergeben.

Unabhängig vom therapeutischen Setting stellt die individuelle Psychotherapie einen wesentlichen Bestandteil des Behandlungskonzeptes dar. Bei einer altersgemäßen Anpassung der psychotherapeutischen Ziele und

Interventionen sowie Ansprechen der jugendlichen Patienten auf dieses therapeutische Angebot in Form von Empathie, Edukation, Entwicklung von Problemlösungen, kognitiver Restrukturierung und Einsichtsvermittlung können die zentralen Therpieziele erreicht werden. Psychotherapie dient ferner in der poststationären Versorgung dem ebenfalls wichtigen Ziel der Rückfallprophylaxe.

Unter den *verhaltenstherapeutischen Methoden* stehen operante Verfahren sowie kognitive Methoden im Vordergrund. Sie können durch andere verhaltenstherapeutische Methoden wie zum Beispiel das Training sozialer Fertigkeiten ergänzt werden. Die operanten Verfahren können unabhängig vom Alter eingesetzt werden, während kognitive Methoden eher für ältere Adoleszente und Erwachsene geeignet sind. Operante **Operante** Verfahren werden häufiger in der Frühphase der Therapie, speziell in **Verhaltens-** der stationären Behandlung eingesetzt, um zum Beispiel das Essverhal- **therapie** ten oder die Gewichtszunahme zu verstärken. Bemis (1987) hat eine kritische Analyse dieser Vorgehensweise vorgenommen. Demnach sind sowohl negative als auch positive Verstärker wirksam. Das Krankenhaus selbst kann ein impliziter aversiver Reiz sein, dem man im Sinne der negativen Verstärkung durch Gewichtszunahme entgehen kann. Andere negative Verstärker können bei Besserung der Symptome (speziell Gewichtszunahme) der Wegfall von Bettruhe, Isolation und gegebenenfalls auch Sondenernährung darstellen. Diese eher rigiden Vorgehensweisen sind jedoch nicht mehr Bestandteil der Standardbehandlung. Mehrheitlich werden eher positive Verstärker wie Zugang zu Freizeitaktivitäten oder Ausgang von der Station eingesetzt.

*Kognitive Behandlungsansätze* sind ursprünglich für Patienten mit einer **Kognitive** Bulimia nervosa entwickelt worden, haben aber auch zunehmend Ein- **Verhaltens-** gang in die Behandlung von Patienten mit Anorexie – vornehmlich des **therapie** Erwachsenenalters – gefunden (Übersichten und Evaluation bei Garner et al., 1997; Wilson et al., 1997; Jacobi, Thiel & Paul, 2000; Lundgren et al., 2004). Die Behandlung gliedert sich nach Garner et al. (1997) in drei Hauptphasen und bezieht sich auf eine beträchtliche Anzahl von Inhalten. In der Eingangsphase werden zunächst die Entwicklung von Vertrauen und speziellen Behandlungsparametern betont. In der umfangreichen Hauptphase werden mit spezifischen kognitiven Methoden die Überzeugungen hinsichtlich der Wertigkeit von Nahrung und Gewicht zunächst in Frage gestellt und dann verändert. Dabei wird zugleich ein interpersonaler Fokus in der Therapie gelegt und die Familie einbezogen. Die kognitiven Methoden beziehen sich auf die Identifikation von dysfunktionalen Gedanken, Schemata und Denkmustern, die Entwicklung von Fertigkeiten der kognitiven Restrukturierung und die Veränderung des Selbstkonzeptes. Schließlich zielt die dritte Phase auf die Vorbereitung zum Therapieabschluss sowie die Rückfallprophylaxe.

### 1.6.3 Familientherapie

In der *Familientherapie* ist nach den Anfängen mit einer stärker schulgebundenen Ausrichtung in der Folge eine sehr viel pragmatischere und indikationsbezogene Sichtweise entwickelt worden. Anstelle der ursprünglich sehr breit gestellten Indikation für Familientherapie werden nunmehr sogar *relative Kontraindikationen* für die systemische Familientherapie bei chronischen Verläufen, ausgeprägten psychosozialen Entwicklungsverzögerungen, Scheidungsfamilien, schweren psychiatrischen Störungen bei anderen Familienmitgliedern, intrafamiliärem körperlichen oder sexuellen Missbrauch, ausgeprägten destruktiven Interaktionen sowie vorausgegangenen erfolglosen Familientherapien gesehen (Vandereycken, 1995).

Kontraindi-
kationen für
Familien-
therapie

Zum Einsatz und zur *Wirksamkeit* der Familientherapie liegen wenige Ergebnisse kontrollierter Studien vor. Die Londoner Arbeitsgruppe von Russell et al. (1987) konnte zeigen, dass Familientherapie insbesondere bei jungen Patientinnen mit Erkrankungsbeginn vor 19 Jahren wirksamer als Einzeltherapie ist, während andererseits bei den älteren Patienten die Einzeltherapie bessere Effekte hat. Eine nachfolgende Studie erbrachte, dass Familienberatung im Sinne getrennter Sitzungen von Eltern und Patienten genauso effektiv wie die Familientherapie mit der gesamten Familie ist (Le Grange, 1992) und die Effekte dieser Interventionen auch nach fünf Jahren noch nachweisbar sind (Eisler et al., 1997).

In einer weiteren kontrollierten Studie mit der gleichen Gegenüberstellung der beiden Therapievarianten (Eisler et al., 2000) erwiesen sich beide Interventionen als gleich wirksam hinsichtlich des globalen Ergebnisses. Im Fall eines ausgeprägt kritischen Verhaltens der Mutter gegenüber der Patientin war die symptomatische Besserung jedoch in der Variante der getrennten Familien-/Elternberatung der Form der gemeinsamen Familiensitzungen überlegen, während die Verhältnisse bei psychologischen Merkmalen wie Stimmung, Zwangshaftigkeit und psychosexuelle Entwicklung umgekehrt waren. Die Autoren folgern aus ihrer Studie, dass gemeinsame Familienssitzungen bei einem hohen Ausmaß von Kritik möglicherweise den Therapieerfolg gefährden können, während andererseits die Beteiligung der Familie im Therapieprozess zum Standard gehört.

Eine andere Arbeitsgruppe (Robin et al., 1994, 1995) konnte zeigen, dass eine verhaltensorientierte Familientherapie im Vergleich zu einer psychodynamisch orientierten Einzeltherapie wirksamer hinsichtlich der Gewichtszunahme ist, während beide Therpieformen hinsichtlich der Beeinflussung der Einstellung zum Essen, des depressiven Affektes und der interozeptiven Körperwahrnehmung gleich wirksam sind. Auch hier konnten die Therapieeffekte noch ein Jahr später nachgewiesen werden.

Der erst in jüngster Zeit entwickelte Ansatz der *multiplen Familiengruppentherapie* (Dare & Eisler, 2000; Scholtz & Asen, 2001) in einem tagesklinischen Setting mit bis zu zehn Familien einschließlich der jugendlichen Patientin mit Anorexia verbindet Familiengruppendiskussionen, parallele Beratungen der Eltern und Jugendlichen, kreative Aktivitäten sowie die gemeinsame Zubereitung und Einnahme der Mahlzeiten. Typischerweise folgt einem 4 bis 5 Tage umfassenden Therapieblock eine begrenzte Zahl von Tagessitzungen in etwa monatlichen Abständen. Eine umfassende Evaluation dieses Ansatzes steht noch aus. Vorläufige Ergebnisse verweisen auf eine hohe Akzeptanz und eine Reduktion der Notwendigkeit, die Patienten stationär einzuweisen.

## 1.6.4 Medikamentöse Therapie

Hinsichtlich der Behandlung mit *Psychopharmaka* muss festgestellt werden, dass sie bei der Anorexia nervosa eine sehr randständige Rolle einnimmt. Der Einsatz von *Neuroleptika* ist angesichts geringer Effekte und beträchtlicher Nebenwirkungen praktisch nicht gerechtfertigt. Wegen der häufig auftretenden begleitenden Depressionen ergibt sich klinisch durchaus eine Indikation für den Einsatz von *Antidepressiva*. Dennoch muss auf Grund von kontrollierten Studien festgestellt werden, dass die Effekte der verschiedenen Antidepressiva über die Stimmungsverbesserung hinaus relativ begrenzt sind und angesichts der generell geringeren Wirksamkeit von Antidepressiva bei jugendlichen Patienten deren Einsatz auch in der Behandlung von Jugendlichen mit einer Anorexia nervosa eingeschränkt ist (Heebink & Halmi, 1995; Walsh, 1995; Roerig et al., 2002). Lediglich für den SSRI Fluoxetin liegen aus einer kontrollierten Studie an erwachsenen Patientinnen Hinweise auf Effekte hinsichtlich Gewichtszunahme und -stabilisierung vor (Kaye et al., 2001).

*Indikation und Wirksamkeit der Pharmakotherapie*

## 1.7 Verlauf

Untersuchungen zum *Verlauf* der Anorexia nervosa haben bereits zu Beginn der 50er Jahre des letzten Jahrhunderts begonnen und sind in einer Vielzahl von Untersuchungen dokumentiert worden. Als Ergebnis einer systematischen Analyse von Verlaufsstudien aus der englisch- und deutschsprachigen Literatur der Jahre 1953 bis 1999 (Steinhausen, 2002b) sowie einer Untergruppe von 31 Verlaufsstudien, die sich ausschließlich mit Patienten im Kindes- und Jugendalter beschäftigt haben (Steinhausen, 1997a) lassen sich eine Reihe von allgemeinen Feststellungen zum Verlauf der Anorexia nervosa treffen. Demnach kann auf der *Symptomebene* bei etwa 60 % der Patienten mit einer längerfristigen

*Globaler Verlauf*

Wiederherstellung des Gewichtes und bei 57% mit einer Normalisierung der Menstruation gerechnet werden, während nur 46% ein normales Essverhalten entwickeln. Dabei handelt es sich jedoch um Mittelwerte, die aus Studien mit jeweils beträchtlichen Variationsbreiten errechnet wurden. Diese für das gesamte Datenmaterial geltenden Zahlen erfahren für die 31 Studien an jungen Patienten noch eine Modifikation: Hier normalisieren sich im Mittel das Gewicht bei 68%, die Menstruation bei 65% und das Essverhalten bei 52%. Insgesamt ist damit der Verlauf bei den Patienten mit Erkrankung im Jugendalter etwas günstiger. Hingegen ist der Verlauf für die präpuberal erkrankten Patienten besonders ungünstig, wobei speziell das Größenwachstum und die Sexualentwicklung beeinträchtigt bleiben können (Schulze et al., 1997; Russell, 1992).

**Heilungs- und Chronifizie-rungsraten** Bei einer Einteilung der Verläufe in *Heilung, Besserung* und *Chronifizierung* ergeben sich jeweils für die gesamte nachuntersuchte Klientel im Vergleich zu der jugendlichen Klientel folgende Verlaufsergebnisse: 45% bzw. 52% der ehemaligen Patienten waren bei Nachuntersuchungen geheilt, 33% bzw. 29% gebessert und 20% bzw. 19% chronifiziert. Die Mortalitätsraten liegen im Mittelwert bei 5,5 bzw. 2,2%. Diese Daten spiegeln also insgesamt das beträchtliche Risiko für eine längerfristige Beeinträchtigung durch die Anorexia nervosa wider.

**Prognose-merkmale** Die Verlaufsforschung hat ferner mit zum Teil recht widersprüchlichen Ergebnissen *Prognosefaktoren* identifiziert. Nimmt man die zahlreichen Studienergebnisse zusammen, so sind die folgenden Prognosefaktoren eher mit einem *günstigen Verlauf* verbunden: Früher Erkrankungsbeginn im Jugendlichenalter (hingegen ist eine Erkrankung im Kindesalter eher ungünstig), hysterische Persönlichkeitszüge, konfliktfreie Eltern-Kind-Beziehung, ein kurzes Intervall zwischen Erkrankungsbeginn und Behandlungsbeginn, kurze stationäre Behandlungsdauer ohne Wiederaufnahmen und höherer Sozial- und Bildungsstatus. Ein Teil dieser positiven Prognosefaktoren wird jedoch durch einige Studien nicht bestätigt. Hingegen zeichnet sich ein recht einheitliches Bild hinsichtlich der *prognostisch ungünstigen Faktoren* ab. Zu ihnen zählen Erbrechen, Bulimie, ausgeprägte zwanghafte Züge und Chronizität der Störung sowie prämorbide psychische Auffälligkeiten. Neuere Studien, die systematisch eine große Zahl bekannter Prognosefaktoren untersucht haben, konnten nur wenige Prädiktoren identifizieren, die jeweils mit unterschiedlichen Aspekten des Krankheitsverlaufes verbunden waren (Steinhausen, 1999, 2000b; Steinhausen et al., 2000, 2003; Strober et al., 1997). In den eigenen Untersuchungen erwies sich das Gewicht vor der Erkrankung als bedeutsamer Prädiktor des BMI bei Katamnese und wurde ein ungünstiger Verlauf durch die Kombination der Merkmale der Dauer der ambulanten Behandlung, der Therapieverweigerung oder des Therapieabbruches sowie einer weiteren psychischen Störung bei Katamnese prädiziert.

Als Ergebnis der Verlaufsforschung muss festgestellt werden, dass es keinen einheitlichen Verlaufstyp der Anorexia nervosa gibt und dass eine individuelle Prognose des Verlaufs weitgehend unmöglich ist. Im Gegensatz zu den verschiedenen Risikofaktoren ist über die Wirksamkeit von protektiven Faktoren bisher nichts bekannt.

# 2 Leitlinien

## 2.1 Leitlinien zu Diagnostik und Verlaufskontrolle

**Tabelle 2:** Zusammenstellung der Leitlinien zu Diagnostik, Verlaufskontrolle und Therapiemodalität

| | |
|---|---|
| **L1** | Exploration der Bezugspersonen |
| **L2** | Exploration des Patienten |
| **L3** | Klinische Fragebögen und Beurteilungsskalen |
| **L4** | Körperliche Untersuchung und Laborkontrollen |
| **L5** | Verlaufskontrolle |
| **L6** | Therapiemodalität |

Eine Übersicht der in diesem Abschnitt dargestellten Leitlinien gibt Tabelle 2. Wie bei allen psychischen Störungen des Kindes- und Jugendalters ist auch bei der Anorexia nervosa eine mehrdimensionale, d.h. auf mehrere Informanten gestützte und auf mehreren Befundebenen angesiedelte Diagnostik erforderlich. Diese ist in Tabelle 3 zusammengefasst und dient zunächst der Eingangsdiagnostik bei der Erstvorstellung der Patienten. Angesichts des häufig rezidivierenden oder chronifizierenden Verlaufs der Anorexia nervosa sowie des Interesses an einer Beurteilung der Wirkungen therapeutischer Interventionen sind Verlaufskontrollen indiziert, bei denen spezifische Merkmale der klinischen Symptomatik und Psychopathologie, der psychosozialen Entwicklung und Persönlichkeit sowie ausgewählte Laborparameter überprüft werden müssen.

**Tabelle 3:** Übersicht zu Diagnostik und Verlaufsprotokoll

Exploration der Bezugspersonen und des Patienten
- Familienanamnese
- Eigenanamnese
- Klinisch-psychopathologischer Befund

Klinische Fragebögen und Beurteilungsskalen
- Fragebögen zur Selbstbeurteilung
- Fragebögen zur Fremdbeurteilung

Körperliche Untersuchung

Laborkontrollen

## 2.1.1 Exploration der Bezugspersonen

| **L1** | **Leitlinie 1:** **Exploration der Bezugspersonen** |
|---|---|

**Sektion 1: Vorstellungsanlass**

– Freie Schilderung des Vorstellungsanlasses
– Kontextbedingungen der Vorstellung

**Sektion 2: Eigenanamnese**

– Risikofaktoren: prä-, peri- und postnatal
– Ess- und Fütterungsstörungen im Säuglings- und Kleinkindalter
– Prämorbide Psychopathologie
– Leistungsverhalten

**Sektion 3: Familienanamnese und -diagnostik**

– Essstörungen
– Substanzmissbrauch
– Andere Psychopathologie
– Interaktionsmuster und Belastungen

**Sektion 4: Klinisch-psychopathologischer Befund**

– Krankheitsspezifische Merkmale
– Komorbide psychische Störungen
– Psychosozialer Befund

Das Interview mit den Eltern oder anderen bedeutsamen Bezugspersonen ist in jedem Fall unverzichtbar. Bei den seltenen Formen einer präpuberalen Manifestation können das junge Alter und die kognitive Entwicklung des Kindes Grenzen für die Erfassung aller bedeutsamen klinischen Symptome und psychopathologischen Phänomene setzen. Die häufige, aber nicht durchgängig fehlende Krankheitseinsicht mit Dissimulationsneigung und fehlender Behandlungsmotivation macht die *Fremdanamnese* unabdingbar. Andererseits kann die Information durch die elterlichen Bezugspersonen durch den Umstand begrenzt sein, dass bestimmte Verhaltensmerkmale und Symptome eher versteckt werden und Dritte häufig erst spät das Vorliegen und das Ausmaß einzelner Symptome erkennen. So braucht es oft Wochen, bis der ganze Umfang der Nahrungsreduktion erkannt wird oder die Gewichtsabnahme, die von der Jugendlichen durch weite Kleidung kaschiert wird, der Umwelt sichtbar wird. Bulimische Essattacken laufen typischerweise im Geheimen ab, also zu Zeiten, wo die Familienmitglieder außer Haus sind oder schon schlafen, und werden wegen ihrer Schambesetzung ebenso wie Erbrechen auch nicht offen kom-

*Bedeutung der Fremdanamnese bei Dissimulation und geringer Krankheitseinsicht*

muniziert. Andere eher introversive psychopathologische Phänomene, wie die häufig starvogene, d. h. durch die körperliche Auszehrung bedingte Depression werden wegen ihres eher stillen Charakters ebensowenig bzw. erst im fortgeschrittenen Zustand erkannt wie eine möglicherweise koexistierende Zwangsstörung oder ein Substanzmissbrauch. Insofern ist eine auf die Bezugspersonen und die Patienten abstellende Exploration mit wechselseitig ergänzenden Informationen erforderlich.

**Schwerpunkte bei der Erfassung der Eigenanamnese** Das Vorgehen bei der Exploration ist in Leitlinie 1 zusammengefasst. In vollständiger Analogie zum allgemeinen Vorgehen bei der Exploration von psychischen Störungen bei Kindern und Jugendlichen (vgl. Steinhausen, 2002; Döpfner et al., 2001) gliedert sich die Exploration der Bezugspersonen in den Vorstellungsanlass, die Eigenanamnese, die Familienanamnese sowie den klinisch-psychopathologischen Befund.

In der Routineversorgung ist die Orientierung an einem Exlorationsleitfaden mit einer halbstrukturierten Form in der Regel angemessen. Mit dem SIAB-EX von Fichter und Quadflieg (1999, 2001) liegt aber auch ein vollstrukturiertes Interview vor, das bei Jugendlichen und Erwachsenen eingesetzt werden kann.

## Hilfreiche Materialien

– Zur Exploration der Eltern und Bezugspersonen kann der Explorationsleitfaden *Anamnese und Befund bei Anorexia nervosa – ABAN* genutzt werden (siehe M01, S. 71).

– Ein vollständig strukturiertes Interview ist das *Strukturierte Interview für Anorektische und Bulimische Essstörungen – Expertenbeurteilung (SIAB-EX)* von Fichter und Quadflieg (1999, 2001).

### Sektion 1: Vorstellungsanlass

In der freien Schilderung des Vorstellungsanlasses wird den Bezugspersonen Gelegenheit gegeben, neben der Darstellung der Symptome und Auffälligkeiten im Verhalten ihre persönlichen Sorgen, Gefühle und Reaktionen mitzuteilen, die mit den Symptomen des Patienten einhergehen.

Zu den Kontextbedingungen gehören die Anregung zur Vorstellung durch Fachpersonen oder die Abklärung der Motive und Auslöser für die Vorstellung sowie die Wünsche und Erwartungen an die Fachperson bzw. Institution hinsichtlich Abklärung und Behandlung.

### Sektion 2: Eigenanamnese

In der *Eigenanamnese* müssen trotz mangelnder Spezifität für die Anorexia nervosa prä- und perinatale Risikofaktoren erfasst und in typischer Weise Belastungen der vorausgegangenen prämorbiden Entwicklung

erhoben werden. Dabei können gehäuft, aber nicht durchgängig Ess-
und Fütterstörungen im Säuglings- und Kleinkindalter und im fortgeschrittenen Kindes- und Jugendalter ein ausgeprägtes Übergewicht sowie vereinzelt auch eine klinische Adipositas erfasst werden.

Wenngleich viele Patienten mit einer Anorexia nervosa von ihren Eltern
hinsichtlich der prämorbiden Entwicklung als unproblematisch erlebt
werden, müssen weitere prämorbide psychopathologische Auffälligkeiten exploriert werden. Diese liegen eher im Bereich introversiver Sym-
tome (speziell Angstsymptome und Angststörungen, vereinzelt auch
depressive Episoden und Zwangssymptome) als im Bereich disruptiv-
störender Verhaltensauffälligkeiten.

Bei einer rezidivierenden Essstörung müssen frühere Krankheitsmanifestationen expliziert werden. Während eine der Anorexia vorausgehende
Bulimia eher selten ist, kommt die umgekehrte Abfolge eher häufiger
vor. Schließlich zeigt das Leistungsverhalten mehrheitlich unproblema-
tische Schulverläufe auf einem hohen Leistungsniveau.


## Sektion 3: Familienanamnese und -diagnostik

Die Exploration der *Familienanamnese* richtet sich zunächst auf mögliche Krankheiten und psychische Störungen der einzelnen Familienmitglieder in einer an den Generationen orientierten Gliederung. Ein spezielles Augenmerk ist auf die Belastung mit Essstörungen zu richten, die
in Familien mit essgestörten Kindern und Jugendlichen auch bei anderen
Familienmitgliedern deutlich häufiger als zufallsbedingt sind. Dabei ist
vor allem die Wahrscheinlichkeit für eine Essstörung der Mutter erhöht.

**Schwerpunkte der Familienanamnese**

Weitere häufige familiäre Belastungen sind Depressionen sowie Sub-
stanzmissbrauchstörungen und dabei speziell Alkoholismus. Ferner können Zwangssymptome und -störungen beobachtet werden. Unter den
körperlichen Krankheiten können gastrointestinale Krankheiten und Störungen gehäuft beobachtet werden.

Eine weitere, speziell mit Methoden der *Familiendiagnostik* zu erfassen-
de Befundebene stellt die Beurteilung der Struktur sowie Interaktions-
und Kommunikationsmuster der Familie dar. Frühe Beobachtungen der
systemischen Familientherapie haben auf spezifische Interaktionsmuster in diesen Familien geschlossen, die als Verstrickung im Sinne unge-
nügender individueller Abgrenzung der einzelnen Familienmitglieder,
rigide Kommunikationsmuster und Mangel an Konfliktlösungsfähigkeiten identifiziert wurden. Wenngleich derartige Muster im Einzelfall beobachtet werden können, ist ihre Spezifität für die Anorexia nervosa
nicht gegeben. Angesichts der breiten Variabilität familiärer Interakti-
ons- und Kommunikationsmuster, einschließlich ungestörter Vehältnis-
se, sind die beschriebenen Auffälligkeiten weiter zu relativieren.

**Mangelnde Spezifität der Familiendiagnostik**

In einem weiteren Schwerpunkt muss die Familienanamnese *spezifischen Belastungen* nachgehen, die aus Partnerproblemen der Eltern, Scheidung und Teilfamilien resultieren können. Schließlich sollte der Focus auf die *Geschwister* gerichtet werden, wobei deren Entwicklung und potenzielle Probleme ebenso wie die Beziehung der Patienten zu ihren Geschwistern einschließlich möglicher Rivalitäten und die Reaktionen der Geschwister auf die Essstörung von Interesse sind. In der Folge kann es sinnvoll sein, die Geschwister neben den Eltern in die Psychoedukation einzubeziehen.

## Sektion 4: Klinisch-psychopathologischer Befund

**Klinisch-psychopathologischer Befund**

Der im Zentrum der Exploration stehende *klinisch-psychopathologische Befund* muss zunächst sämtliche die Anorexia nervosa charakterisierenden Symptome abbilden. Zu diesem Zweck können vorliegende halb- oder vollstrukierte Interviews verwendet werden, die in Kapitel 3 vorgestellt werden. Den diagnostischen Kriterien für die Anorexia nervosa entsprechend sind das Alter bei Beginn der Störung, das prämorbide Ausgangsgewicht und die pathologische Gewichtsentwicklung, das aktuelle Körpergewicht und die Körpergröße sowie daraus abgeleitet der **Gewicht und BMI** Body Mass Index (BMI), d. h. das Verhältnis von Gewicht (in Kilogramm) und Körpergröße (in m²) zu erfassen.

**Essverhalten und Einstellung**

Sodann muss das zentrale Merkmal der Psychopathologie, die *gestörte Einstellung zu Essen, Nahrung und Gewicht* mit der *Furcht vor dem Dickwerden* identifiziert werden. Ebenso muss die Störung der Körperwahrnehmung mit der Verleugnung der Abmagerung und vorersten Überschätzung der eigenen Körperproportionen exploriert werden. Einen weiteren Schwerpunkt bilden die krankheitsspezifischen Verhaltensmerkmale mit der selbstzusammengestellten Diät und dem hoch selektiven Essen, der periodischen Überaktivität in Form von exzessiver Gymnastik oder Ausdauersport, möglichen intermittierenden bulimischen Essattacken, selbstinduziertem Erbrechen sowie dem Einsatz von Laxantien, Diuretika und vereinzelt auch Emetika oder anderen gewichtsreduzierenden Maßnahmen.

**Komorbide psychische Störungen**

Weitere *komorbide psychische Störungen* können aus Depressionen, Zwangsstörungen, Angststörungen sowie vereinzelt auch Persönlichkeitsstörungen und Substanzmissbrauchsstörungen bestehen. Unter den komorbiden körperlichen Störungen schafft ein Diabetes mellitus eine in Verbindung mit der gestörten Nahrungsaufnahme äußerst komplizierte und beschwerliche Situation. Die verschiedenen psychiatrischen Differenzialdiagnosen und Komorbiditäten sind in Tabelle 4 dargestellt.

In Ergänzung zum klinisch-psychopathologischen Befund sollte ein differenzierter *psychosozialer Befund* explodiert werden. Hierzu zählen die

**Tabelle 4:** Psychiatrische Differentialdiagnosen und Komorbiditäten

– Depressive Störungen
– Zwangsstörungen
– Angststörungen
– Substanzmissbrauchsstörungen
– Persönlichkeitsstörungen
   ängstlich-vermeidend, abhängig, zwanghaft, emotional-instabil, histrionisch
– Impulskontrollstörung
– Schizophrenie (selten komorbid)

Entwicklung der prämorbiden Persönlichkeit einschließlich des Grades der erreichten Autonomie. Häufig haben die Eltern ihr Kind als sehr angepasst, leistungsorientiert und wenig problematisch erlebt und sind sich des Defizits an Selbständigkeit und Unabhängigkeit wenig bewusst. Ferner interessieren der Umfang und die Qualität der Sozialkontakte mit Gleichaltrigen sowie die psychosexuelle Entwicklung einschließlich sexueller Aktivitäten oder Traumatisierungen. Ein möglicher intrafamiliärerer sexueller Missbrauch, der im Kontext einer Anorexia nervosa wie auch anderer psychischer Störungen oft erst Jahre nach dem Ereignis aufgedeckt wird, kann einen Ursachenfaktor in einem mehrdimensionalen Gefüge bilden. Bei den seltenen betroffenen männlichen Fällen einer Anorexia nervosa ist häufig eine homosexuelle Geschlechtsidentität speziell bei jungen Männern zu finden. Schließlich sollten die bisherige Schul- oder Berufskarriere einschließlich des prämorbiden Leistungsniveaus und möglicher krankheitsbedinger Leistungseinbrüche ebenso wie Freizeitaktivitäten, Hobbies und Interessen erfasst werden. Unter letzteren haben bestimmt Aktivitäten wie Ballett, Gymnastik, Leistungsturnen oder auch Skiflug durch ihre Betonung von niedrigem Körpergewicht eine Risikofunktion für die Entwicklung von Essstörungen.

**Psychosozialer Befund; prämorbide Entwicklung, Sozialkontakte, psychosexuelle Entwicklung, Schule und Beruf**

## 2.1.2 Exploration der Patientin

Eine Übersicht der für die Befunderhebung bei der Anorexia nervosa besonders wichtigen Exploration des Patienten ist in Leitlinie 2 vorgenommen. Wenngleich die Exploration der jugendlichen Patienten durchaus in weiten Teilen gemeinsam mit den Bezugspersonen erfolgen kann, ist im Einzelfall abzuwägen, inwieweit die Vertraulichkeit der Zweierbeziehung mit dem Untersucher bis zur Erörterung spezifischer schambesetzter Aspekte oder des Krankheitsgewinns von Vorteil für eine vertiefte Befragung ist.

Insbesondere bei der Erstuntersuchung aber auch bei allen weiteren Gesprächen ist zunächst darauf zu achten, dass die verschiedenen Aspekte der Persönlichkeit der jungen Patientinnen sowie ihre aktuelle Lebenssituation angesprochen und erfasst werden. Für den Aufbau einer ver-

## L2 Leitlinie 2: Exploration der Patientin

### Sektion 1: Entwicklung der Symptomatik

- Anlass und Motive für die Symptomatik
- Dauer und Entwicklung der Symptomatik
- Vorgehensweise bei der induzierten Gewichtsabnahme:
  Diät und selektives Essen
  Überaktivität und Sport
  Heißhungerattacken
  Erbrechen
- Einsatz von Abführmitteln und Medikamenten
- Aktuelles Essverhalten

### Sektion 2: Komorbide Störungen und psychosozialer Befund

- Depressivität
- Suizidalität
- Zwangshaftigkeit
- Andere Störungen (z. B. Angst)
- Beziehungen zu Gleichaltrigen, Freundschaften, Sexualität

### Sektion 3: Therapiemotivation

- Krankheitseinsicht
- Leidensdruck
- Krankheitsgewinn
- Krankheitsbelastungen
- Veränderungsbedürfnis

trauensvollen Beziehung zum Untersucher, welche die Exploration der oft schambesetzten anorektischen Symptomatik überhaupt erst ermöglicht, ist es essenziell, dass sich die Kinder und Jugendlichen als Menschen mit ihren verschiedenen Interessen, Beziehungen, Ressourcen und Schwierigkeiten wahrgenommen und nicht auf die Essstörung reduziert fühlen. Demgemäß richtet sich die Befragung zunächst auf alterstypische Themen und Lebensbereiche wie z. B. die Schulsituation, Freizeitaktivitäten, die Familie und die Gruppe der Altersgleichen.

### Sektion 1: Entwicklung der Symptomatik

Die Inhalte des Interviews mit dem Kind oder Jugendlichen sind vor allem auf die *Entwicklung der Symptomatik* und den *klinisch-psychopa-*

*thologischen Befund* bezogen, wie er im vorangehenden Abschnitt dargestellt wurde. Wie bereits erwähnt, lassen sich zahlreiche krankheitsspezifische Phänomene nur durch die direkte Exploration der Patientinnen befriedigend abklären. Hierzu zählen Anlässe und Motive für die selbstauferlegte Diät wie z. B. das Leiden unter den Hänseleien durch Gleichaltrige wegen des prämorbiden Übergewichts oder des körperlichen Erscheinungsbildes. In diesem Bereich sind auch die idealisierten Vorstellungen des Körperbildes angesiedelt, die in den Jugendmedien vermittelt werden und von den jugendlichen Patienten nachgelebt werden wollen.

**Exploration der Entwicklung der Symptomatik**

Sodann sollten die *Dauer und Entwicklung der Symptome* exploriert werden. Dabei interessiert speziell die *Vorgehensweise bei der induzierten Gewichtsabnahme* mit den störungsspezifischen Methoden. Aus der Exploration dieser beiden Schwerpunkte sollte die spezifische Entwicklungsdynamik der Anorexia nervosa bis zum *aktuellen Essverhalten* deutlich werden.

Neben der krankheitstypischen Symptomatik gibt es immer wieder auch individuelle Aspekte, in denen die Symptomatik bei einzelnen Patienten vom allgemeinen Schema abweichen kann oder sich im Verlauf der Erkrankung atypisch verändert. Das besondere Interesse des Untersuchers für die subjektive Wahrnehmung der Patientinnen ihrer Krankheitsentwicklung fördert den Aufbau einer vertrauensvollen Beziehung und kann entscheidend zur Behandlungsmotivation beitragen.

## Sektion 2: Komorbide Störungen

Auch die *koexistierenden psychischen Störungen* sind erst über die Selbstauskünfte der betroffenen Patienten vollumfänglich abklärbar. Der Zeitpunkt des Beginns, die Verlaufscharakteristik, der Schweregrad und die Dauer einer *Depression* müssen daraufhin überprüft werden, inwieweit eine zusätzliche Behandlungsindikation mit speziellen Interventionen besteht. Über den zwanghaften Umgang mit einer speziell zusammengestellten Diät und das selektive Essverhalten hinaus kann eine koexistierende *Zwangsstörung* mit z. B. Zähl- und Ordnungszwängen, Waschzwängen oder spezifischen Zwangsgedanken vorliegen, die nur über die gezielte Exploration des Patienten selbst hinlänglich erfasst werden kann. Andere Störungen, wie Angststörungen oder Substanzmissbrauch sind möglicherweise nur von Jugendlichen selbst zu explorieren, weil sie der Familie verborgen geblieben sind.

**Exploration der komorbiden psychischen Störungen**

Ebenso interessiert bei der Erfassung des *psychosozialen Befundes* vor allem die subjektive Sicht des Kindes oder Jugendlichen, zumal mit zunehmendem Alter diese Welt den Eltern und Bezugspersonen nur begrenzt oder vermittelt zugänglich ist. Die Qualität der Freundschaften und

**Exploration des psychosozialen Befundes**

Beziehungen zu Gleichaltrigen und die psychosexuelle Entwicklung kann nur im vertrauensvollen Dialog mit den jugendlichen Patienten erfasst werden. Die für die Auslösung einer Essstörung nicht ungewöhnlichen sexuellen Traumatisierungen erschließen sich möglicherweise nicht im Erstgespräch, sondern eher im weiteren therapeutischen Prozess und müssen daher zu gegebener Zeit exploriert und in die Behandlung aufgenommen werden.

### Sektion 3: Therapiemotivation

**Exploration der Therapiemotivation** Schließlich ist für die Planung der therapeutischen Maßnahmen die Exploration des Kindes- bzw. Jugendlichen hinsichtlich *Krankheitseinsicht und Leidensdruck* von zentraler Bedeutung. Wenngleich fehlende Krankheitseinsicht häufig anzutreffen ist, sollte der Untersucher sich vor der Fehlannahme hüten, dass dies ein interindividuell und intraindividuell konsistentes und stabiles Motiv ist. Der *Gewinn* und die *Belastung* durch die Krankheit bilden vielmehr ein sehr ambivalentes Motivgefüge, in dem sowohl der Stolz über das Ausmaß an Kontrolle über den Körper und die Macht über die Familie als auch die subjektive Belastung durch die ständige Beschäftigung mit der Ernährung, das Gefühl des Ausge-

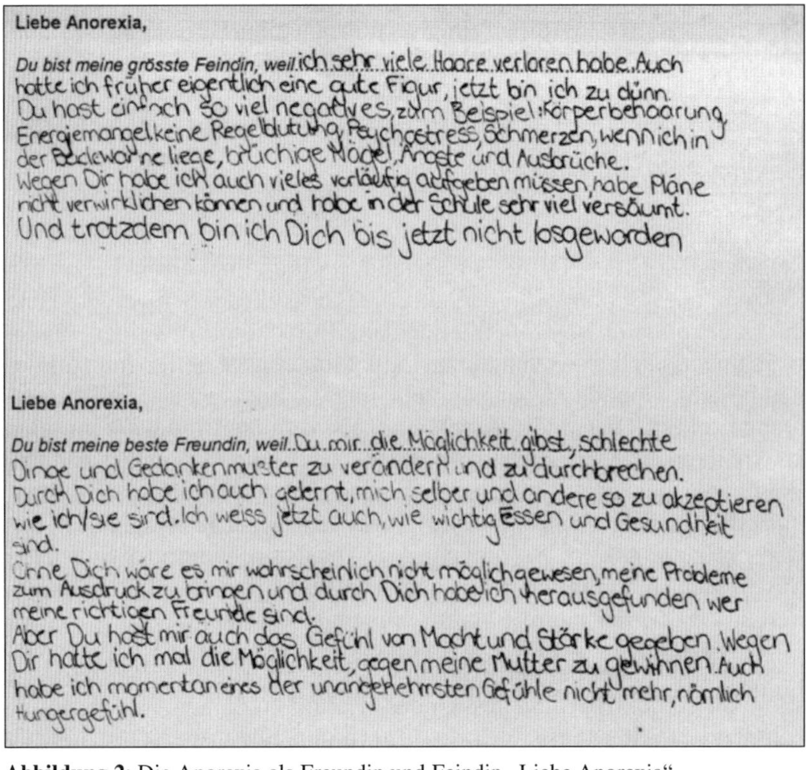

**Liebe Anorexia,**

*Du bist meine grösste Feindin, weil* ich sehr viele Haare verloren habe. Auch hatte ich früher eigentlich eine gute Figur, jetzt bin ich zu dünn. Du hast einfach so viel negatives, zum Beispiel: Körperbehaarung, Energiemangel, keine Regelblutung, Psychostress, Schmerzen, wenn ich in der Badewanne liege, brüchige Nägel, Ängste und Ausbrüche. Wegen Dir habe ich auch vieles vorläufig aufgeben müssen, habe Pläne nicht verwirklichen können und habe in der Schule sehr viel versäumt. Und trotzdem bin ich Dich bis jetzt nicht losgeworden

**Liebe Anorexia,**

*Du bist meine beste Freundin, weil* Du mir die Möglichkeit gibst, schlechte Dinge und Gedankenmuster zu verändern und zu durchbrechen. Durch Dich habe ich auch gelernt, mich selber und andere so zu akzeptieren wie ich/sie sind. Ich weiss jetzt auch, wie wichtig Essen und Gesundheit sind. Ohne Dich wäre es mir wahrscheinlich nicht möglich gewesen, meine Probleme zum Ausdruck zu bringen und durch Dich habe ich herausgefunden wer meine richtigen Freunde sind. Aber Du hast mir auch das Gefühl von Macht und Stärke gegeben. Wegen Dir hatte ich mal die Möglichkeit, gegen meine Mutter zu gewinnen. Auch habe ich momentan eines der unangenehmsten Gefühle nicht mehr, nämlich Hungergefühl.

**Abbildung 2**: Die Anorexia als Freundin und Feindin „Liebe Anorexia"

liefertseins an bulimische Essattacken mit Scham- und Schuldgefühlen und die Konflikte mit der Familie Platz haben. Ebenso können neben exzessivem Leistungsverhalten auch körperliche Erschöpfung oder Zeichen ausgeprägter depressiver Verstimmung beobachtet werden. Die Anorexia nervosa kann somit sowohl Freundin wie Feindin sein und es lohnt sich daher, dieses Thema als einen kontrastierenden Kurzaufsatz vorzugeben, um eine Einblick in die Motivlage des Patienten zu erhalten. Ein Beispiel für einen derartigen Aufsatz ist in Abbildung 2 wiedergegeben.

Die differenzierte Erfassung von Krankheitseinsicht und Leidensdruck des Patienten ist eine bedeutsame Voraussetzung für die Gestaltung des Therapieplanes. Wenngleich hier die zentralen Interventionen festliegen, gestatten erst die Einschätzung von *Veränderungsbedürfnis* und *Therapiemotiviation* eine an den Möglichkeiten des Patienten orientierte, mit realistischen Erfolgswahrscheinlichkeiten verbundene individuelle Psychotherapie. Die Veränderungsmotivation ist für das Arbeitsbündnis in der Therapie von essenzieller Bedeutung und entscheidet darüber, inwieweit der Patient weiterhin in seinem manipulativen Krankheitsverhalten verharrt, inwieweit eine nur oberflächige Compliance mit dem Ziel vorliegt, sich möglichst schnell der therapeutischen Kontrolle durch Pseudogefügigkeit zu entziehen oder inwieweit ein genuines Interesse an Gesundung vorliegt.

## 2.1.3 Klinische Fragebögen und Beurteilungsskalen

Wie bei zahlreichen anderen psychischen Störungen des Kindes- und Jugendalters sind auch für die Anorexia nervosa eine Reihe von Fragebögen und Beurteilungsskalen entwickelt worden. Leitlinie 3 fasst die zentralen Merkmale zur Beurteilung des Stellenwertes von klinischen Fragebögen und Beurteilungsskalen in der Diagnostik zusammen.

*Stellenwert von Fragebögen und Beurteilungsskalen*

Die ursprünglich für Forschungszwecke erstellten Verfahren zur Diagnostik bei der Anorexia nervosa stammen mehrheitlich aus dem angloamerikanischen Raum und wurden später für weitere Forschungsvorhaben übersetzt und eingesetzt. Wenngleich diese Instrumente mehrheitlich für Erwachsene entwickelt wurden, hat sich ihre Tauglichkeit auch in der Diagnostik von jugendlichen Patienten mehrheitlich aufzeigen lassen. Die Orientierung an krankheitsdefinierenden, spezifischen und klinisch relevanten Mehrmalsbereichen und Dimensionen der Anorexia nervosa macht den besonderen Wert derartiger Verfahren für die Diagnostik im Rahmen der klinischen Praxis aus und hat daher auch zu der breiten Akzeptanz unter Klinikern wesentlich beigetragen.

Im Unterschied zu den typischen Instrumenten der Psychodiagnostik wie z. B. Fragebögen zur Persönlichkeit oder kognitiven Leistungstests

## L3 Leitlinie 3:
## Klinische Fragebögen und Beurteilungsskalen

Fragebögen und klinische Beurteilungsskalen haben sowohl die Funktion einer *orientierenden* als auch *vertiefenden Informationsgewinnung* in Bereichen, die durch Exploration nur unter sehr viel höherem Zeitaufwand erfasst werden können.

Die *Charakterisierung* von klinischen Fragebögen und Beurteilungsskalen erfolgt neben den inhaltlichen, auf Dimensionen und Verhaltensmerkmale der Anorexia nervosa bezogenen Merkmalen über

– metrische Eigenschaften
– die Etablierung von Schwellenwerten für die Diagnose
– Vorteile bei der Erfassung spezifischer Merkmale und
– Nachteile im Sinne allgemeingültiger Beurteilungsfehler.

Fragebögen und Beurteilungsskalen bei der Anorexia nervosa dienen schwerpunktmäßig den *Zielen* der

– Fremdbeurteilung des Essverhaltens und darauf bezogener Einstellungen
– Selbstbeurteilung des Essverhaltens und darauf bezogener Einstellungen
– Erfassung der Körperwahrnehmung und des Körperbildes.

Ergänzend können spezifische Fragebögen und Beurteilungsskalen für die Erfassung *komorbider Störungen* eingesetzt werden wie z. B. bei

– Depressionen
– Zwangsstörungen
– Angststörungen

Eine orientierende Erfassung *begleitender Verhaltensauffälligkeiten* kann über mehrdimensionale, in der Regel auch normierte Fragebögen erfolgen wie z. B.

– Child Behavior Checklist (CBCL; Elternfragebogen)
– Teacher Rating Form (TRF; Lehrerfragebogen)
– Youth Self Report (YSR; Jugendlichenfragebogen)
– Strength and Difficulties Questionnaire (SDQ für Eltern, Lehrer und Jugendliche)

**Metrische Eigenschaften von Fragebögen und Beurteilungsskalen** sind klinische Fragebögen und Beurteilungsskalen in der Regel nicht normiert. Eine Normierung ist meist auch nicht sinnvoll, weil die erfassten Merkmale nicht kontinuierlich in der Bevölkerung variieren, sondern auf eine Extremgruppe von Patienten mit einer jeweiligen Störung bezogen sind. Insofern handelt es sich nicht um *normative Messungen*, die mit diesen Verfahren vorgenommen werden. Um bei der diagnostischen Zuordnung zur Gruppe derjenigen, die definitiv die Kriterien einer Störung erfüllen, hilfreich zu sein, müssen also entweder die jeweiligen diagnostischen Kriterien direkt abgefragt oder aber bei dimensional orientierten Fragebögen mit aufsummierten Werten jeweils Schwellenwerte etabliert werden, um die diagnostische Zuordnung zu einer Kriteriumsgruppe, in diesem Fall der Anorexia nervosa zu ermöglichen.

Derartige *Schwellenwerte* (cut offs) sollten idealerweise hoch sensitiv sein, d. h. alle Patienten erfassen, und zugleich hoch spezifisch sein, d. h. alle Nicht-Patienten ausschließen. Verschiedentlich sind auch bei der Entwicklung von klinischen Fragebögen bzw. Screening-Instrumenten für die Anorexia nervosa Bemühungen unternommen worden, durch Erhebungen an Patienten und gesunden Kontrollpersonen entsprechende Schwellenwerte mit einem Optimum an Sensitivität und Spezifität zu etablieren. Wie bei den meisten epidemiolgischen Erhebungen sind derartige Untersuchungen jedoch stichprobenabhängig, d. h. die in einer Studie an einer bestimmten Population ermittelten Schwellenwerte sind nicht notwendigerweise auf andere Populationen übertragbar. Wie in Kapitel 3 gezeigt wird, setzen bei den relativ wenigen Untersuchungen dieser Art die Alterszusammensetzung und der kulturelle Hintergrund Grenzen für die Übertragbarkeit von Schwellenwerten auf andere Populationen.

*Schwellenwerte von Fragebögen und Beurteilungsskalen*

Angesichts der aufgezeigten Grenzen eines normativen Messansatzes gewinnt ein anderer Aspekt, nämlich die so genannte *ipsative Messung* zentrale Bedeutung für den Einsatz klinischer Fragebögen und Beurteilungsskalen. Bei dieser Vorgehensweise werden Messwerte eines individuellen Patienten zu verschiedenen Zeitpunkten miteinander verglichen. Die ipsative Messung oder Messwiederholung ist damit der Ansatz für die individuelle Verlaufskontrolle einschließlich Therapieevaluation. Sowohl auf der Ebene einzelner Merkmale als auch auf Skalen- und Dimensionsniveau können somit Veränderungen über die Zeit erfasst und sowohl für einzelne Patienten als auch für Gruppen von Patienten quantitativ und ggf. auch prüfstatistisch bewertet werden. Damit erhalten diese Instrumente einen hohen Grad der Praktikabilität in der klinischen Tätigkeit.

*Bedeutung der Messwiederholung*

Neben einer Reihe von Vorteilen haben klinische Fragebögen und Beurteilungsskalen natürlich auch Nachteile und Grenzen. Zu den *Vorteilen* gehören

*Vorteile von Fragebögen und Beurteilungsskalen*

- die Erfassung von längerfristigem und kontextunabhängigem Verhalten,
- die Information durch wichtige Bezugspersonen,
- die Erfassung auch seltener Verhaltensweisen, die nicht direkt beobachtet werden können,
- die Quantifizierung von Verhalten und
- die kostengünstige und effektive Informationsgewinnung.

Andererseits können *Beurteilungsfehler* den Wert der Fragebögen und klinischen Skalen einschränken; hierzu zählen

*Beurteilungsfehler von Fragebögen und Beurteilungsskalen*

- die zu leichte oder zu schwere Einschätzung des Schweregrades,
- der sog. Halo-Effekt, d. h. die Ausstrahlung einer Verhaltensbeurteilung auf andere Merkmale,

- logische Fehler, indem in Abhängigkeit von der Beurteilung zu einem anderen Zeitpunkt beurteilt wird,
- Kontrastfehler, indem in Abhängigkeit von einer Vergleichsperson beurteilt wird, und
- der sog. „Recency"-Fehler, bei dem auf Grund der gerade abgelaufenen Beobachtungsperiode beurteilt wird.

Die verschiedenen für die klinische Diagnostik der Anorexia nervosa verfügbaren Verfahren dienen der *Fremd- und Selbstbeurteilung des Essverhaltens* und der darauf bezogenen *Einstellungen*. Ferner sind in Ergänzung experimenteller und apparativer Verfahren zur Messung der Körperschemastörungen, die sich für die Routine in Klinik und Praxis wenig eignen, auch einige Fragebögen zur *Körperwahrnehmung* entwickelt worden. Einige dieser Verfahren werden unter besonderer Berücksichtigung ihrer Eignung für das Kindes- und speziell das Jugendalter in Kapitel 3 vorgestellt und als Materialien in Kapitel 4 verfügbar gemacht.

## Hilfreiche Materialien

Für die Beurteilung von Essverhalten und Körperbild bei der Anorexia nervosa können die folgenden Fragebögen eingesetzt werden:

*Fremdbeurteilung*

- Fragebogen zur Verhaltensbeurteilung bei Anorexia nervosa (FVAN) nach Slade (1973) von Steinhausen (siehe M09, S. 88)
- Fragebogen für Angehörige von Meermann und Vandereycken (siehe M10, S. 89)

*Selbstbeurteilung*

- Fragebogen zu Essgewohnheiten (FESG) von Steinhausen (siehe M05, S. 80)
- Strukturiertes Interview für Anorektische und Bulimische Störungen – Selbstbeurteilung (SIAB-S) von Fichter und Quadflieg (1999)
- Fragebogen zur Einstellung zum Essen (EAT) von Garner et al. (1982), deutsch von Steinhausen (siehe M06, S. 82)
- Fragebogen zum Körperbild bei der Anorexia nervosa (FKAN) von Halmi et al., deutsch von Steinhausen (siehe M07, S. 86)
- Fragebogen zur Einstellung zum eigenen Körper (FEK) von Vandereycken und Meermann (siehe M09, S. 87)

Das in der Forschung gut eingeführte mehrdimensionale Eating Disorder Inventory (EDI) (Garner et al., 1983; Garner, 1991) liegt nur in mehreren nicht autorisierten Fassungen als Übersetzung vor.

## 2.1.4 Körperliche Untersuchung und Laborkontrollen

| **L4** | **Leitlinie 4:** **Körperliche Untersuchung und Laborkontrollen** |
|---|---|

Die Anorexia nervosa geht mit einer Vielzahl von körperlichen Symptomen, Funktionsveränderungen und Komplikationen einher, die eine sorgfältige fachliche Diagnostik und Behandlung unabdingbar machen. Eine Vernachlässigung dieser Aspekte ist problematisch, weil sie gravierende Konsequenzen für die Patienten durch Chronifizierung und erhöhte Mortalität hat.

**Sektion 1: Internistischer und neurologischer Status**

Symptomatische Veränderungen können in folgenden Bereichen auftreten und sind detailliert in *Tabelle 5* dargestellt:
– Haut
– Magen-Darm-Trakt
– Herz-Kreislaufsystem
– Niere und Elektrolyte
– Endokrine Systeme
– Neurologische Befunde
– Metabolische Befunde
Eine internistische Differentialdiagnostik ist erforderlich (vgl. Tabelle 6)

**Sektion 2: Laborkontrollen**

Bei Erstuntersuchung von Patienten mit Anorexia nervosa ist eine umfangreiche Laboruntersuchung indiziert. Die entsprechende Laborparameter sind in *Tabelle 7* zusammengefasst.

Da zahlreiche Patienten einen chronifizierten Krankheitsverlauf haben, sind zur Abwendung von Komplikationen sowohl engmaschige (dreimonatige) als auch grobmaschige (jährliche) Untersuchungen erforderlich. Entsprechende Angaben liefert *Tabelle 7.*

Die Anorexia nervosa als Prototyp einer psychosomatischen Störung mit Interdependenzen von psychischen und somatischen Symptomen macht eine sehr sorgfältige und differenzierte körperliche Untersuchung unabdingbar. In Leitlinie 4 sind die zentralen Aspekte zusammengefasst.

*Sorgfältige internistische Diagnostik ist unabdingbar*

### *Sektion 1: Interinistischer und neurologischer Status*

Die Anorexia nervosa weist eine Vielzahl von körperlichen Symptomen auf. Die pathologische Gewichtsentwicklung wird absolut in Kilogramm und als BMI, d. h. als Körpergewicht (kg) geteilt durch die quadrierte Körperlänge ($m^2$) sowie bezogen auf Alter und Geschlecht über BMI-Perzentile erfasst. Die BMI-Perzentile sind im Kindes- und Jugendalter essenziell, weil das in der ICD-Definition festgelegte Kriterium von BMI < 17.5 von zahlreichen normalgewichtigen Kindern- und Jugendlichen erst ab dem Alter von ca. 17 bis 18 Jahren als diagnosebestimmendes Merkmal für die Anorexia nervosa erfüllt wird.

## Hilfreiche Materialien

Der Erfassung des alters- und geschlechtsbezogenen BMI dienen die BMI-Perzentilkurven für Mädchen und Jungen (siehe M02 und M03, S. 76 und S. 77)

Typisch sind neben dem Leitsymptom der sekundären Amenorrhö zahlreiche Zeichen des reduzierten Stoffwechsels mit Hypothermie, Ödemen, Bradykardie, Hypotonie und Lanugo-Behaarung. Sowohl initial wie auch im Verlauf der nicht seltenen Chronifizierung können eine Vielzahl von *Komplikationen* von zum Teil lebensbedrohlichem Ausmaß auftreten. Eine Übersicht der Symptome und Komplikationen gibt Tabelle 5.

**Tabelle 5:** Körperliche Veränderungen bei den Essstörungen

1.  *Haut*
    Trockene und schuppige Haut; Haarausfall am Kopf; Lanugo-Haare; Reduktion des Brustgewebes; brüchige Finger- und Zehennägel; gelbliche Verfärbung der Haut (Karotinpigmentierung)

2.  *Magen-Darm-Trakt*
2.1. Restriktionsbedingte Komplikationen
    Reduzierte Mobilität: verzögerte Magenentleerung
2.2 Komplikationen durch Heißhungerattacken und Purgativa
    Vergrößerung der Speicheldrüsen; Amylase-Erhöhung; Pankreatitis; akute Nekrose des Magens; Erweiterung und Ruptur von Ösophagus und Magen.
    Auswirkungen eines langfristigen Laxanzienmissbrauchs: Hypokaliämie; blutige Stühle; Fettstühle; Gastroenteropathie mit Eiweißverlust; Laxantienabhängigkeit mit extremer Obstipation; schlaffer und reaktionsloser Darm.

3.  *Herz-Kreislauf*
3.1 Restriktionsbedingte Komplikationen
    Hämodynamische Veränderungen durch „Down"-Regulation des autonomen Nervensystems; Dehydrierung; Herzatrophie; Mitralklappenprolaps; Herzarrhythmien; Herzversagen; Verlängerung des QT-Intervalls im EKG
3.2 Komplikationen durch Heißhungerattacken und Purgativa
    Kardiomyopathie und Missbrauch von Ipecacuana; Arrhythmien mit Flüssigkeits- und Elektrolytstörungen

4.  *Niere und Elektrolyte*
4.1 Restriktionsbedingte Komplikationen
    Erhöhter Harnstoffspiegel im Blut wegen chronischer Dehydrierung bei normaler Proteinaufnahme; herabgesetzte glomeruläre Filtrationsrate; herabgesetzte renale Konzentrationsfähigkeit; partialer Diabetes insipidus; hypokalämische Nephropathie und Nierensteine
4.2 Komplikationen durch Heißhungerattacken und Purgativa
    Hypokaliämie; Hyponatriämie; Hypophosphatämie; metabolische Alkalose; Ödeme

5.   *Endokrine Systeme*
5.1  Restriktionsbedingte Komplikationen
     Amenorrhö; Menstruations- und ovulatorische Störungen; Störungen von TRH und
     TSH; niedrige Gonadotropinspiegel; Störung der Thermoregulation; niedrige T3-
     Spiegel: erhöhter Wachstumshormonspiegel in Ruhe; erhöhte morgentliche
     Plasmacortisolspiegel; Aktivierung der Hypothalamus-Hypophysen-Nebennieren-
     achse mit fehlender Suppression im Dexamethason-Test.
5.2  Komplikationen durch Heißhungerattacken und Purgativa
     Symptomatische Hypoglykämie nach Heißhungerattacke

6    *Neurologische Befunde*
6.1  Restriktionsbedingte Komplikationen
     Krämpfe; abnormes EEG; abnorme Hirnstruktur und -morphologie (CT, MRI, PET-
     Befunde)
6.2  Komplikationen durch Heißhungerattaken und Purgativa
     Krampfanfälle

7    *Muskuloskelettäre Befunde*
7.1  Restriktionsbedingte Komplikationen
     Osteoporose; pathologische Knochenfrakturen

8.   *Metabolische Befunde*
8.1  Restriktionsbedingte Komplikationen
     Erniedrigter Blutzuckerspiegel; erhöhtes Trijodthyronin; erniedrigte Adrenalinspie-
     gel; erhöhte Spiegel der freien Fettsäuren; erniedrigter Grundumsatz.

9.   *Hämatologische Befunde*
9.1  Restriktionsbedingte Komplikationen
     Leichte Anämie; Leukopenie; Thrombocytopenie; erhöhte Cholesterol- und Serum-
     karotinspiegel; erniedrigter Plasma-Zink-Spiegel
9.2  Komplikationen durch Heißhungerattacken und Purgativa
     Erhöhte CPK nach Missbrauch von Ipecacuana; Amylase-Erhöhung

---

Die Diagnostik und Therapie dieser Komplikationen setzt fachspezifische Kompetenzen voraus. Eine enge Kooperation des Kinder- und Ju-
gendpsychiaters mit entsprechenden medizinischen Fachdisziplinen ist
daher im Interesse einer kompetenten Behandlung der Patienten unabdingbar. In dieser Zusammenarbeit sollten auch die in Tabelle 6 dargestellten *internistischen Differenzialdiagnosen* erwogen werden.

**Tabelle 6:** Internistische Differentialdiagnosen der Anorexia nervosa

- Tuberkulose
- Erworbene Immunerkrankungen
- Endokrine Erkrankungen:
     HVL-Insuffizienz, Diabetes mellitus, Hyperthyreose
- Hypothalamische Tumoren
- Maligne Krankheiten

*Sektion 2: Laborkontrollen*

**Labor-**
**kontrollen**
**sind**
**unerlässlich**

Die zahlreichen körperlichen Symptome und Komplikationen der Anorexia nervosa spiegeln sich in zahlreichen abweichenden Laborfunktionen wider. *Charakteristisch* sind Leukopenie und Lymphozytose sowie niedriger Nüchternblutzuckerspiegel und Hypercholesterinämie als Zeichen der körperlichen Abmagerung. Diese Abweichungen normalisieren sich unter erfolgreicher Gewichtszunahme. Analog verhält sich auch das im Krankheitsstadium vermindert gebildete Wachstumshormon. Hingegen kann die verminderte LH-Sekretion trotz Gewichtsnormalisierung länger anhalten und zur Persistenz der Amenorrhö trotz Gewichtsnormalisierung beitragen. Als Folge habituellen Erbrechens können schwere Elektrolytstörungen auftreten. Eine Liste der *empfohlenen Laboruntersuchungen* bei der Anorexia nervosa im Rahmen der Erstuntersuchung und regelmäßig erforderlicher Kontrollen bei chronifizierten Fällen ist in Tabelle 7 vorgenommen.

**Tabelle 7:** Laborkontrollen bei Essstörungen

| **Bei Erstuntersuchung** | – Vollständiges Blutbild<br>– Elektrolyte, Calcium, Phosphat, Magnesium, Zink<br>– Lipase, Amylase, Transaminasen<br>– Gesamteiweiß<br>– Glukose<br>– Harnstoff<br>– Kreatinin, Kreatinin-Clearance<br>– EKG; T3, T4, TSH;<br>– Fakultativ: Cortisol, FSH, LH, Östradiol | |
|---|---|---|
| **Kontrollen bei**<br>**chronifizierten Fällen**<br>**der Anorexia nerovsa** | Vollständiges Blutbild, Thrombozyten | alle 3 Monate |
| | Harnstoff und Elektrolyte | alle 3 Monate |
| | Leberfunktionstest | alle 3 Monate |
| | Glukose | alle 3 Monate |
| | Schilddrüsenfunktion | alle 6 Monate |
| | Kreatinin-Clearance | jährlich |
| | Knochendichte | jährlich |

## 2.1.5 Verlaufskontrolle

Gemäß dem mehrdimensionalen und auf mehrere Informationen gestützten diagnostischen Vorgehen bei der Erstuntersuchung sind sowohl für die Abbildung erfolgreicher therapeutischer Interventionen als auch die Verlaufskontrolle chronisch-persistierender Entwicklungen aufwändige Abklärungen erforderlich. Die speziellen Gesichtspunkte sind in Leitlinie 5 dargestellt.

Im Einzelnen müssen die *Gewichtsentwicklung* einschließlich Berechnung des BMI, die *krankheitsspezifischen Merkmale* des Essverhaltens,

# L5 Leitlinie 5:
## Klinische Verlaufskontrolle

Die *Therapieevaluation* und *Verlaufskontrolle* bei der Anorexia nervosa erfolgt *multidimensional* und bezieht die folgenden Bereiche ein:

– Gewichtsentwicklung (in kg; BMI absolut und BMI-Perzentilen)
– Krankheitsspezifische Merkmale
  Essverhalten
  Menstruation
  Gewichtsreduzierende Maßnahmen
– Psychopathologischer Befund
  Komorbide Symptome
– Psychosozialer Befund
  Soziale Kontakte und Beziehungsfähigkeit
  Schulische und berufliche Entwicklung
– Körperstatus und Laborkontrollen

In die Verlaufsevaluation sollten die *Patienten*, sowie bedeutsame *Bezugspersonen* eingeschlossen werden. Die Informationen können über *Exploration* direkt und ergänzend über *Fragebögen und Beurteilungsskalen* eingeholt werden.

**Mehrdimensionale Verlaufsevaluation**

der Menstruation, der gewichtsreduzierenden Maßnahmen sowie weitere *psychopathologische Befunde* beurteilt werden. In Ergänzung müssen die Dimensionen des *psychosozialen Befundes* hinsichtlich Persönlichkeitsentwicklung, Sozialkontakten, Sexualität, schulischer und beruflicher Entwicklung sowie Interessen und Freizeitaktivitäten erfasst werden. Von besonderer Bedeutung ist dabei eine Beurteilung der Entwicklung von altersangemessener Unabhängigkeit von der Familie und bei älteren Jugendlichen die Etablierung von *Partnerschaftsbeziehungen*. Die zahlreichen *körperlichen Komplikationen,* die im vorausgegangenen Abschnitt erörtert wurden, machen fachspezifische Kontrolluntersuchungen erforderlich. Die standardmäßig durchzuführenden Laborkontrollen sind in Tabelle 7 aufgeführt.

**Informanten für die Verlaufsbeurteilung**

*Informationsquellen* für die Verlaufskontrollen sind der Kliniker und Therapeut, die Bezugsperson aus dem Behandlungsteam bei stationärer bzw. halbstationärer Behandlung und die Patientin, wobei hinsichtlich der Erfassung einige der in Kapitel 3 vorgestellten und im Kapitel 4 mit Materialien dokumentierten Instrumente eingesetzt werden können. Zusätzlich sind Informationen durch wichtige Bezugspersonen wie Eltern, Partner, Geschwister und ggf. auch Lehrkräfte wertvoll, zumal sie Aufschluss über alltägliche Lebensbereiche und die Krankheitsbewältigung der Patienten liefern können.

## Hilfreiche Materialien

Die für die langfristige Katamnese entwickelte Methode der Verlaufsbeurteilung eignet sich auch für die Dokumentation in der Nachbehandlung. Ein Beispiel ist die *Strukturierte Verlaufsbeurteilung der Anorexia nervosa (SVBAN)* von Steinhausen (siehe M04, S. 78).

## 2.2 Leitlinien zu Behandlungsindikationen

**Tabelle 8:** Zusammenstellung der Leitlinien zur Therapie

| **L7** | Psychoedukation |
|---|---|
| **L8** | Ernährungstherapie und -beratung und somatische Therapie |
| **L9** | Verhaltenstherapie der Essstörung im stationären Setting |
| **L10** | Einzel- und Gruppenpsychotherapie |
| **L11** | Familientherapie |
| **L12** | Medikamentöse Therapie |

**Früh-
diagnose
erstrebens-
wert**

Die für die Therapie der Anorexia nervosa bedeutsamen Leitlinien sind als Übersicht in Tabelle 8 zusammengestellt. Mit den charakteristischen psychopathologischen und körperlichen Symptomen, den zahlreichen Risiken und Komplikationen sowie der hohen Chronifizierungsrate ist eine frühe diagnostische Identifikation sowie kompetente therapeutische Intervention immer indiziert. In der Praxis verhindern die Verheimlichungstendenzen der Patienten, ihr manipulativer Umgang mit den übrigen Familienmitgliedern sowie die mangelnde Kenntnis des Störungsbildes einschließlich seines Gefährdungspotenzials bei Patienten, Eltern und bisweilen auch den ärztlichen Primärversorgern in zahlreichen Fällen die frühzeitige Einleitung der Therapie. Dies ist umso problematischer, als die empirische Verlaufsforschung Hinweise dafür geliefert hat, dass mit kürzeren Krankheitsverläufen vor der Erstintervention eher günstige Verläufe verbunden sind.

**Klärung der
Therapie-
modalität**

Während die Behandlungsindikation für die Anorexia nervosa somit bei Vorliegen der spezifischen Krankheitskriterien immer gegeben ist, kann sich die Frage der Wahl der *Therapiemodalität* auf wenig gesichertes Faktenwissen stützen, weil systematische Studien fehlen. Die Indiaktionsstellung für eine Therapiemodalität muss bei vielen Patienten im Verlauf der Behandlung mehrfach überprüft werden. Die in Leitlinie 6 aufgeführten Indikationen, Bedingungen und Vorteile der jeweiligen Behandlungsmodalitäten liefern Anhaltspunkte für die Entscheidung. Die Behandlung findet häufig nicht in einer einzigen, zu Beginn bestimmbaren Modalität statt. Im Prinzip sollte je nach individuellem Krankheitsverlauf und Motivation ein Wechsel der Behandlungsmodalität erfolgen können.

**Ambulante
Therapie**

Die *ambulante Behandlung* kann initial bei vielen Patienten realisiert werden. Sie nimmt einen wichtigen Stellenwert bei kürzerer Krankheitsdauer und bei einem noch nicht bedrohlichem Ausmaß des Gewichtsverlusts ein. Diese Konstellation findet sich in der Praxis bei Erstkonsultationen von Kindern und Jugendlichen mit Anorexia nervosa nicht selten. In jedem Fall sind die Patienten und ihre Eltern jedoch über die verschiedenen Behandlungsmöglichkeiten zu informieren und es sollte

## L6 Leitlinie 6:
## Wahl der Therapiemodalität

Die Anorexia nervosa sollte nach Möglichkeit *ambulant* behandelt werden. Spezielle Risikobedingungen können eine stationäre Behandlung erforderlich machen. Günstige Bedingungen für *eine ambulante Therapie* sind:

– kurze Krankheitsdauer
– kein schwerer Gewichtsverlust
– keine Purgativa oder Erbrechen
– therapiemotivierte und kooperative Patientin
– kooperative Familie
– Kombination von Ernährungsberatung und Psychotherapie

Vorteile der ambulanten Therapie:
– Kontinuität der therapeutischen Beziehung und des Umfelds
– geringeres Risiko für Verfestigung der Krankenrolle mit körperlicher Behinderung
– geringere Wahrscheinlichkeit, von anderen Patienten weitere problematische Symptome zu übernehmen
– Veränderung der Behandlungsmotivation für stationäre Therapie bei ausbleibendem ambulanten Therapieerfolg
– niedrigere Behandlungskosten

Die *stationäre* Behandlung sollte zur Verhinderung chronifizierter und komplizierter Verläufe, für erfolglose ambulante Behandlungen und bei Komplikationen der Anorexia nervosa eingesetzt werden. Absolute Indikationen für eine stationäre Therapie sind:

– niedriges Körpergewicht (BMI < 3. Perzentile) oder rapider Gewichtsverlust
– persistierendes Erbrechen und regelmäßiger Einsatz von Purgativa
– pathologische Laborbefunde (Elektrolyte, Leberwerte, Blutwerte)
– ausgeprägte Dehydrierung
– kardiovaskuläre Symptome: Bradykardie (40 bis 50/min), abnormes EKG, niedriger Blutdruck (RR < 80/50 mm Hg)
– ausgeprägte Depression
– Suizidalität
– schwere zusätzliche psychische Störung
– sehr geringe Motivation für Gesundung und Behandlung
– handlungsunfähige/strukturschwache Familie, schwere Familienkonflikte
– fehlende lokale Therapieangebote
– erfolglose ambulante Therapie

Vorteile der stationären Therapie:
– bessere Kooperation, speziell nach Ausbleiben ambulanter Therapieerfolge
– bessere Kontrolle von Komplikationen und Therapiemaßnahmen
– erweiterte Einflussmöglichkeiten im Rahmen des therapeutischen Milieus

eine Vereinbarung darüber getroffen werden, wann im weiteren Verlauf eine stationäre Behandlung angezeigt sein könnte. Die Motivation für eine stationäre Behandlung ist häufig initial nicht vorhanden. Sie nimmt zu, wenn die Patienten die Erfolglosigkeit ihrer Bemühungen erkennen, unterstützt durch ambulante Therapie zu einer hinlänglichen Veränderung ihres Verhaltens und ihrer Einstellungen zu kommen. Für viele Fälle der Anorexia nervosa mit weniger schwerem Verlauf kann die ambulante Therapie ausreichend sein.

**Stationäre Therapie**  Sowohl im Frühverlauf, aber noch häufiger mit zunehmender Chronifizierung gibt es absolute Indikationen für die *stationäre Behandlung*. Hierzu gehören, wie in Leitlinie 6 aufgeführt, das Ausmaß des Gewichtsverlusts sowie somatische und psychische Komplikationen. Allgemein kann festgestellt werden, dass Patienten mit einem geringeren Gewicht als 85 % des alters- und größenbezogenen Normalgewichts große Schwierigkeiten haben, ohne ein hochstrukturiertes Therapieprogramm eine Gewichtszunahme zu erreichen, und bei weniger als 75 % des Normalgewichts eine vollstationäre Behandlung benötigen. In diesem Fällen muss eine kombinierte internistische und psychiatrische Intensivbehandlung durchgeführt werden. Gegebenenfalls ist mit der Hospitalisation auf einer pädiatrischen Intensivstation zu beginnen, wobei die psychotherapeutische Begleitung als Aufgabe der Liaison-Psychiatrie zu betrachten ist. Zu einem späteren Zeitpunkt nach körperlicher Stabilisierung ist die Verlegung auf eine jugendpsychiarische Station sinnvoll, um einen mehrdimensionalen Behandlungsplan umzusetzen und die Vorteile des therapeutischen Milieus zu nutzen.

Häufig ist die Entscheidung für eine stationäre Behandlung jedoch neben der medizinisch-psychiatrischen Indikation auch von der Verfügbarkeit spezialisierter Behandlungsteams abhängig, die auf ambulanter Basis oder im tagesklinischen Setting schwieriger zu finden sind. Vielfach wird die stationäre Behandlung von Patienten und Eltern auch abgelehnt und rechtfertigt solange keine rechtlichen Zwangsmaßnahmen, wie die Gesundheit noch nicht vital bedroht ist. In lebensbedrohlichen Situationen müssen im Zweifelsfalle jedoch auch rechtliche Zwangsmaßnahmen (z. B. fürsorglicher Freiheitsentzug, Einschränkung der elterlichen Sorge) ergriffen werden, wenn Patient und/oder Eltern die Behandlungmaßnahmen verweigern.

In anderen, weniger dramatischen Fällen kann bei fehlender Motivation für die stationäre Behandlung zunächst ein ambulanter Behandlungsversuch angeboten werden, wobei im therapeutischen Vertrag genaue Bedingungen vereinbart werden sollten, die ggf. zu einer stationären Aufnahme führen. Hierbei kann nicht nur eine untere Gewichtsgrenze im Sinne eines Hospitalisationsgewichts als Kriterium dienen, sondern zusätzlich muss auch ein mangelhafter Anstieg des Körpergewichtes bis zu einem bestimmten Zeitpunkt als stationäre Indikation gesehen werden, um eine Chronifizierung zu vermeiden. Die ambulante Behandlungsphase sollte dann bei sorgfältiger Gewichtskontrolle insbesondere auch zur Förderung der Krankheitseinsicht und damit auch zum Motivationsaufbau für eine intensive stationäre Behandlung genutzt werden. Im Anschluss an eine stationäre Behandlungsphase ist die Weiterführung der ambulanten Behandlung unabdingbar, da ansonsten eine hohe Rückfallgefahr besteht.

Der Stellenwert einer *tagesklinischen Behandlung* ist vorerst noch nicht sicher auszumachen, zumal diese bei der Anorexia nervosa bisher relativ wenig realisierte Behandlungsform hinsichtlich ihrer Wirksamkeit bisher kaum evaluiert ist. Vereinzelt realisierte tagesklinische Behandlungsansätze haben sich spezieller Therapieansätze wie der Mehrfamilientherapie oder der Gruppentherapie mit ausschließlicher Berücksichtigung von essgestörten Patientinnen speziell im jungen Erwachsenenalter bedient. **Tages-klinische Behandlung**

## 2.3 Leitlinien zur Therapie

Die Behandlung der Anorexia nervosa macht ein *mehrdimensionales, integratives Behandlungskonzept* erforderlich. Entsprechend den therapeutischen Zielen müssen verschiedene Bausteine der Behandlung kombiniert und in einem kohäsiven Gesamtkonzept verbunden werden. Die allgemeinen Ziele der Behandlung liegen in folgenden Bereichen:
- Wiederherstellung eines gesunden Gewichts,
- Behandlung körperlicher Komplikationen,
- Normalisierung des Essverhaltens,
- Psychoedukation hinsichtlich Ernährungsverhalten,
- Psychotherapie der krankheitsspezifischen und begleitenden Störungen,
- Familienberatung, -unterstützung und -therapie sowie
- Rückfallverhütung.

Die *Gewichtszunahme* muss durch die Festlegung eines Mindestzielgewichtes und der wöchentlichen Mindestgewichtszunahme als Ziel vereinbart werden. In einer späteren Phase muss die Gewichtszunahme in eine *Gewichtsstabilisierung* überführt werden. Ferner muss das *Essverhalten* durch eine regelmäßige Struktur von Mahlzeiten einschließlich Zwischenmahlzeiten, durch die Normalisierung der täglichen Nahrungsaufnahme ohne Selektion und Vermeidung kalorienreicher Nahrung und durch die Reduktion von pathologischem Essverhalten wie Heißhunger- und Essattacken, Erbrechen sowie Laxantienmissbrauch stabilisiert werden. Im Bereich der Kernsymptome der Anorexia nervosa sollte ferner an einer Verbesserung der *Körperakzeptanz* gearbeitet werden und es sollten in einer Verbindung verschiedener Interventionen die folgenden *psychotherapeutischen Ziele* für die Patienten verfolgt werden:

– Förderung von Gefühlswahrnehmung und -ausdruck

– Kognitive Umstrukturierung von pathologischen Gedanken und Einstellungen

– Aufbau von sozialen Kompetenzen, speziell Assertivität sowie Ab-
grenzungs- und Konfliktfähigkeit

– Entwicklung eines angemessenen Selbstwertgefühls

– Bearbeitung von Konflikten im familiären Bereich

– Generalisierung der im therapeutischen Milieu erworbenen Fertigkeiten auf die Alltagssituation.

Für die Umsetzung dieses umfänglichen Katalogs von Zielen ist ein interdisziplinärer Versorgungsansatz mit verschiedenen Therapiebaustei-
nen erforderlich, der sich in den in Tabelle 8 als Übersicht dargestellten
Leitlinien niederschlägt.

## 2.3.1  Ambulante Behandlung

Die Indikation für die ambulante Behandlung einer Patientin mit Anorexie muss sorgfältig gemäß den in Kapitel 2.2 dargestellten Leitlinien
gestellt werden. Die Entscheidung über die Behandlungsmodalität erfolgt gemeinsam mit der Patientin und deren Familien nach ausführli-
cher Information. Falls die Intervention frühzeitig erfolgt und die Patientin sowie die Familie kooperieren, sind bei störungsspezifischer
ambulanter Behandlung mit interdisziplinärer Korperation gute Erfolgs-
chancen gegeben.

**Interdiszi-
plinäre
Kooperation
in der
ambulanten
Behandlung**

Die *Säulen der Behandlung* bilden Psychoedukation, Ernährungsberatung, somatische Kontrollen mit Behandlung der Komplikationen und
Psychotherapie. In der Regel erfolgt die Koordination der verschiedenen Behandlungsmodalitäten durch den Kinder- und Jugendpsychiater
oder einen auf Essstörungen spezialisierten Jugendmediziner. In jedem
Fall sollte vereinbart werden, wer für den regelmäßigen Informations-
austausch und eventuell die Organisation von Koordinationsgesprächen
und die Verlaufskontrolle zuständig ist.

**Inhalte der
therapeuti-
schen
Vereinba-
rung**

Die *therapeutische Vereinbarung* sollte zielgerichtet sein und eine festgelegt Gewichtszunahme beinhalten. Ebenso sollte vereinbart werden,
unter welchen Umständen die ambulante Behandlung als nicht ausreichend erfolgreich betrachtet werden muss, so dass eine stationäre Einweisung erforderlich wird. Hierzu gehört ein sogenanntes *Hospitalisa-
tionsgewicht*, das durch den behandelnden Arzt festgelegt wird. Ebenso
muss bereits zu Behandlungsbeginn vereinbart werden, dass bei mangelhafter Gewichtszunahme im Sinne einer Stagnation eine stationäre
Behandlung angezeigt ist, um eine Chronifizierung der Anorexie zu vermeiden.

Sollte die Patientin zu Behandlungsbeginn den selbstkontrollierten Versuch einer Gewichtszunahme ohne festgelegte Ernährungstherapie wünschen, kann ihr dieser Versuch in einer ca. 2-wöchigen Phase gewährt werden. Erfahrungsgemäß ist nur ein kleiner Teil der Patientinnen bei diesem Versuch erfolgreich. Andernfalls wird in einem nächsten Schritt von der *Ernährungsberatung* ein Essensplan erstellt, welcher die Patientin beim Nahrungsaufbau zur Sicherung der Gewichtszunahme unterstützt.

Die *ambulante Psychotherapie* beinhaltet in der Regel Einzelgespräche mit der Patientin und begleitende Familiengespräche, wobei bei jüngeren Patienten die Familientherapie mehr in den Vordergrund rücken sollte. Methodisch sollte unabhängig von der Ausrichtung des Behandlers auf eine therapeutische Schule eine störungsspezifische Behandlung erfolgen, in welcher Essverhalten, Kognitionen über die Ernährung und das Körperbild angesprochen werden. Eine vertrauensvolle therapeutische Beziehung mit Augenmerk auf die gesamte Persönlichkeit und die sozialen Bezüge der Patientin bildet die Grundlage. **Merkmale der ambulanten Psychotherapie**

Regelmäßige *Gewichtskontrollen* sollten in der Regel einmal pro Woche durch den behandelnden Arzt durchgeführt werden. Zusätzlich ist die ausführliche *somatische Kontrolle und Behandlung der Komplikationen,* wie in Leitlinie 8 dargestellt, eine wichtige Bedingung für die ambulante Behandlung der Anorexie. **Körperliche Kontrolle**

## 2.3.2 Psychoedukation

### L7 Leitlinie 7: Inhalte der Psychoedukation

– Definition des Krankheitsbildes und seiner spezifischen Symptome anhand der Befunde der Patienten
– Erklärungsansätze für die Entstehung und weitere Entwicklung der Symptomatik
– Folgen des abnormen Essverhaltens für den Körper
– Orientierung über Behandlungspläne, Elemente und Schritte
– Verhaltensregeln für die Vermeidung eines Rückfalls nach Abschluss der Behandlungsperiode
– Überleitung in Nachbehandlungen mit ambulanter Psychotherapie und körperlichen Kontrollen
– Empfehlungen für Selbsthilfegruppen und vertiefende Lektüre

Mit dem Begriff der Psychoedukation verbinden sich die Ziele einer krankheitsbezogenen und störungsspezifischen Aufklärung, Information und Beratung. Sie richtet sich gleichermaßen an die Patienten wie an **Ziele und Methoden der Psychoedukation** deren Angehörige. Die Ziele der Psychoedukation lassen sich vorzugsweise im direkten Gespräch mit Patienten und Familienmitgliedern mit zusätzlichem Einsatz von Broschüren oder Ratgebern umsetzen. Die Inhalte der Psychoedukation bei der Anorexia nervosa sind in Leitlinie 7 zuammengefasst.

**Definition und Ursachendarstellung**

Mit diesen Inhalten wird zunächst das Bedürfnis der Betroffenen und ihrer Angehörigen nach einer klaren *Definition der Störung* sowie der bekannten Ursachenkonzepte aufgenommen. Bei der Einführung der in der Regel mehrdimensionalen *ätiologischen Konzepte* muss man sich jedoch ihres theoretischen und oft unabgeschlossenen Charakters bewusst sein. Sie stellen einen Rahmen für die Identifikation der jeweils spezifischen Bedingungen der Störungsgenese des jeweiligen individuellen Patienten dar, sind also im Einzelfall anzupassen und ggf. zu modifizieren. Oft dienen sie als Denkanstöße für die individuelle Suche nach bedeutsamen Elementen in der Entwicklung der Störung.

**Körperliche Folgen des gestörten Essverhaltens**

Im besten Sinne edukativ sind sodann die kompetenten Darlegungen über die *Folgen des abnormen Essverhaltens* für den Körper einschließlich potenzieller Komplikationen und Gefährdungen der Gesundheit. Die unmittelbaren Konsequenzen der Gewichtsreduktion können anhand einiger zentraler, in Tabelle 9 aufgeführter psychologischer und körperlicher Symptome dargestellt werden. Diese Aufklärung muss realitätsgerecht, d.h. aber auch nicht angstinduzierend, sondern mit dem Ziel eines vertieften Verständnisses und einer Stärkung der Therapiemotiviation erfolgen.

**Tabelle 9:** Psychologische und körperliche Konsequenzen der Gewichtsreduktion (nach Touyz et al., 1995)

| Psychologisch | Körperlich |
|---|---|
| – Angst | – Amenorrhö |
| – Depression | – Trockene Haut |
| – Stimmungslabilität | – Lanugohaare |
| – Unzulänglichkeitsgefühle | – Polyurie |
| – Reizbarkeit | – Müdigkeit |
| – Sozialer Rückzug | – Parästhesien |
| – Fixierung auf Nahrung | – Hyperthermie |
| – Konzentrationsmangel | – Hypotonie/Bradykardie |
| – Geräuschempfindlichkeit | – Reduzierte Magenmobilität |
| – Zwanghaftigkeit/Perfektionismus | – Laborpathologie |

**Orientierung über den Behandlungsplan**

Dem Ziel der *Therapiemotivation* dient sodann auch die *Orientierung über den Behandlungsplan* mit seinen verschiedenen Schritten und Elementen. Diese am Anfang der Behandlung gelieferte Information trägt angesichts der Ungewissheit der Patienten, ihrer oft ungenügenden Krankheitseinsicht und eines neuen Kontextes bzw. Milieus wesentlich zur Strukturierung der Erwartungen bei.

Mit dem Ausblick auf die Zeit nach der Behandlung durch die Bereit-
stellung von *Verhaltensregelungen zur Rückfallprävention* wird die Perspektive schon früh zu Beginn der Behandlung und noch intensiver zum
Ende der Behandlung darauf ausgerichtet, dass es ein Leben nach der
Behandlungsepisode gibt und wirksame Hilfen gegen den Rückfall vermittelt und von den Patienten umgesetzt werden können.

*Rückfall-
prävention*

Die Perspektive einer *Langzeitbehandlung* wird bei stationärer Behandlung auch durch die rechtzeitige Thematisierung der *Nachbehandlung*
eröffnet. Damit wird verdeutlicht, dass die stationäre Behandlung nur
der Beginn eines therapeutischen Prozesses ist, der nach einer Intensivbehandlung in eine längerfristige ambulante therapeutische Begleitung
mit dem Ziel der Stabilisierung des Essverhaltens und der Persönlichkeit übergehen muss, sofern dafür die Indikation und Motivation beim
Patienten vorliegt. Dabei ist die Empfehlung wichtig, regelmäßig körperliche Kontrolle vornehmen zu lassen, um die Gefahr bleibender Ge-
sundheitsschädigungen zu bannen.

*Langzeit-
behandlung*

Sofern *Selbsthilfegruppen* geografisch leicht verfügbar sind und in ver-
antwortungsvoller Weise sowie unter kompetenter Leitung (ggf. durch
Fachpersonen) arbeiten, können entsprechende Empfehlungen für die
Mitarbeit in einer Selbsthilfegruppe gegeben werden. Schließlich kann
eine selektive Empfehlung für geeignete Ratgeber und fachliche *Lektüre* sinnvoll sein, sofern diese nicht als Abwehr tatsächlich erforderlicher
Verhaltensänderungen im Sinne einer Intellektualisierung verwendet
wird.

*Selbsthilfe-
gruppen und
Fachlektüre*

---

### Hilfreiche Materialien

Dem Ziel der Psychoedukation dienen

- die von Meermann und Vandereycken verfasste und vom Verfasser für diesen Band
  adaptierte Informationsschrift zur Anorexie oder Magersucht (siehe M11, S. 91).
- der begleitende *Ratgeber Anorexia nervosa* zu diesem Buch von Pauli und Steinhausen
  (2005).
- der Ratgeber „Gemeinsam die Magersucht besiegen" von Treasure (2001).
- der Ratgeber „Magersucht und Bulimia" von Gerlinghoff, Backmund und Mai (2001).
- der Ratgeber „Magersucht und Bulimie" von Vandereycken und Meermann (2003).

## 2.3.3 Ernährungstherapie und -beratung und somatische Behandlung

**L8** Leitlinie 8:
Ernährungstherapie und -beratung und somatische Therapie

**Sektion 1: Ernährungstherapie und -beratung**

Aufgaben und Ziele:

- Ernährungsanamnese
- Nahrungsaufbau
- Förderung einer ausgewogenen Ernährung
- Unterstützung der Eigenverantwortung für die Nahrungsaufnahme

Ernährungstherapie:

- Steigerung der Energiezufuhr:
  - Beginn mit 30 bis 40 kcal/kg KG (ca. 1000-1500 kcal)
  - Langsame Steigerung auf 70 bis 100 kcal/kg KG während der Gewichtszunahme (maximale tägliche Steigerung um 200 kcal)
  - Erhaltung mit 40 bis 60 kcal/kg KG zur Sicherung von Gewicht und Wachstum
- Einführung von 3 Hauptmahlzeiten und 3 Zwischenmahlzeiten zur besseren Verteilung der Nahrungsmengen
- Ausgewogene Ernährung:
  - Calciumreiche Nahrungsmittel (Milch und Milchprodukte)
  - Biologisch hochwertige Proteinkombinationen (z. B. Kartoffel-Ei oder Getreide-Hülsenfrüchte-Kombinationen)
  - Gesunde Fette in normalen Mengen
  - Bei vegetarischer Ernährung Kombination mit Ei, Milch und Milchprodukten empfehlen (ovo-lacto-vegetabile Ernährung)
- Bei Problemen mit fester Nahrung:
  - Ergänzung der Nahrung durch energiereiche Trinknahrung (z. B. 300 kcal pro 200 ml) bzw. Infusionsbehandlung
  - Energiezufuhr per Magensonde bzw. Infusionsbehandlung in schwer bedrohlichen Zuständen
- Unterstützung der Eigenverantwortung:
  - Beteiligung der Patienten bei der Erstellung des Essensplans durch Auswahlmöglichkeiten bei Haupt- und Zwischenmahlzeiten im Rahmen der erforderlichen Energiemenge
- Ernährungsberatung:
  - Ernährungslehre mit Erklärung der Funktion von Protein, Kohlehydraten und Fetten
  - Funktion sowie Bedarf von Vitaminen und Mineralstoffen (Ca, Fe, Mg, Zn, Vit. A, D, E, K, essenzielle Fettsäuren)
  - Ausgewogenheit der Mahlzeitenzusammensetzung mit Darstellung der Nahrungsmittelpyramide

– Vermeidung von Kalorienzählen
– Bei vegetarischer Ernährung Anregung und Austausch von Rezeptideen

## Sektion 2: Somatische Therapie

– Behandlung koexistierender körperlicher Krankheiten
– Behandlung krankheitsspezifischer Komplikationen
  – Normalisierung zahlreicher Funktionen bei angemessener Ernährung und Gewichts-
    normalisierung
  – Moderate Evidenz für Calcium- und Vitamin D-Substitution in der Behandlung der
    Osteoporose
  – Zurückhaltung hinsichtlich Östrogensubstitution im Jugendalter

Die Wiederherstellung eines normalen Gewichts, einer normalen Hunger- und Sattheitswahrnehmung und die Behandlung krankheitsspezifischer körperlicher Symptome gehört zu den wichtigsten Zielen in der Therapie der Anorexia nervosa. Dabei nimmt die Ernährungssstherapie und -beratung mit dem Ziel der Gewichtszunahme einen herausragenden Platz ein. Für die Durchführung dieser Maßnahmen. Die zentralen Ziele und Aufgaben dieser Tätigkeiten sind in Leitlinie 8 zusammengefasst. **Zentrale Rolle der Ernährungsbehandlung**

Mit der Ernährungstherapie und -beratung verbinden sich die übergeordneten Ziele eines *Nahrungsaufbaus*, der die Folgen der pathologischen Ernährung der Patienten korrigiert und dabei in der Bewertung auch die Ängste der Patienten einschließlich ihrer irrationalen Gedanken berücksichtigt. Bei diesem Behandlungsschwerpunkt verbinden sich psychoedukative Aspekte mit symptomorientierten Behandlungsmaßnahmen, um den Patienten bei der Entwicklung eines normalen Essverhaltens und der Wiederherstellung eines normalen Gewichts und Wachstums sowie normaler körperlicher Funktionen zu helfen. **Nahrungsaufbau als Ziel der Ernährungsbehandlung**

In der *Ernährungsanamnese* werden Ernährungsgewohnheiten sowie die aufgenommenen Nahrungsmengen im Verlauf der Entwicklung der Anorexia nervosa erfasst. Dabei interessieren die folgenden Schwerpunkte: **Inhalte der Ernährungsanamnese und Zielgewicht**

– Art und Menge der Ernährung (Speisen und Getränke),
– Anzahl eingenommener Mahlzeiten,
– Nahrungsmittelauswahl und -zusammensetzung,
– Essverhalten einschließlich sozialer Kontext des Essens.

Die Ernährungsanamnese kann sich ferner auf die prämorbide Entwicklung einschließlich der Gewichtsentwicklung erstrecken und sollte auch die Einstellungen des Patienten zu Nahrung und Essen aufnehmen. Sie mündet in die Bestimmung des Zielgewichtes, das in der Regel bei einem Minimum von 90 % des alters- und größenbezogenen Gewichtes liegen sollte, um das Wiedereinsetzen der Menstruation bzw. bei präpuberalen Patienten eine normale körperliche und sexuelle Entwicklung sicher zu stellen und der Gefahr eines Rückfalles vorzubeugen.

**Wöchentliche Gewichtszunahme und Energiebedarf**

Mit der Ernährungstherapie sollen wöchentliche *Gewichtszunahmen* zwischen 0,5 und 1,5 kg ermöglicht werden, wobei im ambulanten Bereich eher niedrige und im stationären Bereich eher höhere Gewichtszunahmen erreicht werden. Dabei kann davon ausgegangen werden, dass für 13- bis 18-jährige weibliche Jugendliche normalerweise ein täglicher Energiebedarf von 2000 bis 2400 kcal und für 13- bis 18-jährige männliche Jugendliche von 2300 bis 3200 kcal besteht. Um das durch die Anorexia nervosa entstandene Untergewicht zu korrigieren, ist die in der Leitlinie L8 beschriebene allmähliche Steigerung bis zur Etablierung einer Erhaltensenergiezufuhr erforderlich. Die Verteilung der Gesamtnahrungsmenge auf *Haupt- und Zwischenmahlzeiten* erleichtert den Prozess der Umstellung von pathologischem Hunger zur angemessenen Ernährung, wenngleich die Patienten nahezu regelhaft über die subjektiv immer noch zu großen Portionen klagen.

Neben der angemessenen Energiemenge ist die *Ausgewogenheit der Ernährung* von großer Bedeutung. Nach einer Phase hoch selektiven Essens müssen die Patienten wieder hinlänglich mit calciumreichen Nahrungsmitteln, Proteinen, gesunden Fetten und den erforderlichen Spurenelementen versorgt werden. Diese Prinzipien müssen auch bei dem Wunsch nach vegetarischer Ernährung befolgt werden.

**Energiereiche Trinknahrung und Magensonde**

Für einige Patienten können auf Grund der Intensität und/oder Chronizität ihrer reduzierten Nahrungsaufnahme erhebliche Probleme bei der Aufnahme fester Nahrung oder der für die Gewichtszunahme erforderlichen Nahrungsmenge entstehen. Hier kann zunächst der Einsatz von *energiereicher Trinknahrung* oder auch die orale Aufnahme von *Sondennahrung* als Zusatz hilfreich sein. In körperlich bedrohlichen Zuständen ist die Intensivbehandlung mit *Magensonde* und/oder *Infusionsbehandlung* unverzichtbar. In derartigen Situationen ist allerdings die Aufnahme auf entsprechenden Spezialstationen erforderlich. Die routinemäßige Sondierung unabhängig vom Grad der Kachexie auf psychiatrisch-psychotherapeutischen Stationen ist nicht zu empfehlen. Sie wird von den Patienten immer als Zwangsmaßnahme erlebt und belastet in der Regel den therapeutischen Prozess, d.h. vor allem die Etablierung von Vertrauensbezeichnungen zu den verschiedenen Mitgliedern des Behandlungsteams.

**Ziele der Ernährungsberatung**

Die Ernährungstherapie muss von Anfang an die *Eigenverantwortung* der Patienten betonen und unterstützen. Dies geschieht durch die Beteiligung bei der Erstellung des Essensplanes durch Auswahlmöglichkeiten und die Beteiligung der Patienten als aktiver Partner im Rahmen der *Ernährungsberatung*. Die Ziele sind ebenfalls in Leitlinie 8 dargestellt und beinhalten Ernährungslehre in allen krankheitsrelevanten Bereichen. Dabei müssen die Fehlinformationen durch angemessene Informationen ersetzt und die Patienten davon überzeugt werden, dass sie ihre unangemessenen Überzeugungen und Praktiken der Ernährung aufgeben müssen.

Während der Ernährungstherapie muss eine sorgfältige *medizinische Überwachung* der Vitalzeichen, der Flüssigkeitsaufnahme und -ausfuhr, der Elektrolyte, der Ausbildung von Ödemen, einer möglichen zu schnellen Gewichtszunahme durch Flüssigkeitsüberlastung, gastrointestinaler Symptome wie Verstopfung oder Blähungen, und bei starkem Untergewicht auch der kardialen Funktionen vorgenommen werden.

**Medizinische Kontrollen**

Die Ernährungsberatung stellt oft einen langwierigen Prozess dar, der nicht automatisch mit der Gewichtsnormalisierung beendet ist. Daher müssen in der *Erhaltungsphase* des erreichten Zielgewichts die Wahlmöglichkeiten bei der Nahrungszusammenstellung und die Eigenverantwortlichkeit mit dem Ziel eines entspannten und spontanen Essverhaltens aufgebaut werden. Bei stationärer Behandlung muss das im therapeutischen Bereich erworbene Essverhalten auf Essenssituationen in der Schule, im Restaurant oder bei Freunden generalisiert werden. Dabei ist der Einbezug der Familie wichtig, um die Patienten auf ihrem Weg in ein selbstverantwortliches Essverhalten zu unterstützen.

**Langfristigkeit der Ernährungsberatung**

Die weitere *somatische Therapie* hängt vom Ausmaß und der Intensität koexistierender körperlicher Krankheiten bzw. krankheitspezifischer Komplikationen ab. Patienten mit einem *Diabetes mellitus* haben gehäuft und dann eher komplizierte Essstörungen und benötigen eine kompetente Behandlung bzw. Beratung durch einen Experten. Andererseits normalisieren sich bei der Anorexie zahlreiche körperliche Funktionsstörungen mit der Normalisierung des Gewichtes. Von diesem Effekt ist vor allem das endokrine System betroffen, so dass sich bei den meisten Patientinnen das Leitsystem der sekundären Amenorrhö zurückbildet und die Menstruation zurückkehrt. Ebenso bilden sich bei vielen Patienten mit der Gewichtszunahme auch zahlreiche psychische Symptome wie Verstimmung, Ängstlichkeit und Zwanghaftigkeit zurück.

**Zusätzliche somatische Therapie**

Für einen Teil der Patientinnen stellt sich die Mensis jedoch trotz Gewichtsnormalisierung nicht wieder spontan ein. Hier und auch bei chronifizierten Verläufen stellt sich die Frage einer *Östrogensubstitution*, die auch speziell mit der Funktion der Osteoporosebehandlung und -prophylaxe verbunden ist. Während dieser Effekt bei gesunden Frauen hinlänglich etabliert ist, fehlt der entsprechende überzeugende Nachweis einer normalisierten Knochendichte durch Östrogengabe bei der Anorexia nervosa (Golden, 2003; Mehler, 2003).

**Fragliche Östrogensubstitution**

Bei der Verschreibung von *Östrogenen* im Jugendalter ist ferner zu berücksichtigen, dass in einer Phase des noch nicht abgeschlossenen Wachstums hohe Dosen zu einer verfrühten Schließung der Epiphysenfugen führen. Insofern dürfen bei der Verordnung von Kontrazeptiva nur Präparate mit niedriger Östrogendosierung zur Anwendung kommen. Psychologisch birgt die Östrogensubstitution die Gefahr, dass die Rückkehr zu einer normalisierten Menstruation verdeckt und die falsche Gewissheit vermittelt wird, dass sich die körperlichen Prozesse einschließlich des Gewichts als Signal für biologische Gesundheit erholt haben. Angesichts der krankheitstypischen Verleugnungen und Widerstände kann somit die psychotherapeutische Aufarbeitung der Krankheit eher beeinträchtigt werden. Tatsächlich wird die Östrogensubstitution bei persistierender krankheitspezifischer Psychopathologie und speziell auch von Balletttänzerinnen, Gymnastinnen und Turnerinnen abgelehnt, weil damit die Befürchtung und auch die Realität einer Gewichtszunahme verbunden ist und die Menstruation als eher lästig und unangenehm erlebt wird.

Therapeutisch lässt sich die Osteoporose am besten mit einer Gewichtsnormalisierung beeinflussen. Sofern die Nahrung hinlänglich reich an *Calcium* ist, muss keine entsprechende Substitution erfolgen. Um die Resorption von Calcium zu erhöhen, kann Vitamin D im Rahmen eines Multi-Vitamin-Präparates verschrieben werden.

## 2.3.4  Verhaltenstherapie der Essstörung im stationären Setting

**Bedeutung des Verstärkungsparadigmas für die Behandlung der Essstörung**

Die Behandlung des gestörten Essverhaltens basiert auf der Kontrolle und Verstärkung der Nahrungsaufnahme und der Gewichtsentwicklung mit individuell angepassten Verstärkern (vgl. Steinhausen, 2000). Über die Darbietung bzw. den Entzug von Privilegien wie z. B. Gruppenaktivitäten oder Ausgang lassen sich Nahrungsaufnahme und Gewichtszunahme erfolgreich beeinflussen. Eine kontrollierbare Therapieumgebung, in der Regel also eine Station, sowie ein konsistent arbeitendes Behandlungsteam geben besonders günstige Voraussetzungen für die Durchführung der Intervention ab. Patientin und Eltern müssen über das Vorgehen sorgfältig informiert und entsprechend motiviert werden.

**Verhaltensvertrag als Ausgangspunkt**

Die Prinzipien der Verhaltenstherapie der Essstörung sind in Leitlinie 9 dargestellt. Am Anfang der Behandlung steht der *Verhaltensvertrag*, in dem die Prinzipien der Behandlung des gestörten Essverhaltens mit Zielgewicht, wöchentlicher Gewichtszunahme und Stufenplan festgeschrieben und im Interesse der Sicherstellung einer hinlänglichen Therapiemotivation von der Patientin durch Unterschrift bestätigt werden.

**Vorbereitungsphase mit Essprotokoll und Fremdbeobachtung**

Der eigentlichen Therapie vorgeschaltet ist eine *Vorbereitungs- und Beobachtungsphase*, in der von der Patientin ein *Essprotokoll* gemäß strukturierter Vorgabe zur Erfassung der Nahrungs- und Flüssigkeitsaufnahme, gewichtsreduzierender Maßnahmen und das Essen begleitender Gedanken und Gefühle erstellt wird. Ferner werden vom Pflegeteam

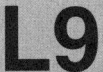

**Leitlinie 9:**
**Verhaltenstherapie der Essstörung im stationären Setting**

### Sektion 1: Verhaltensvertrag

- Vereinbarung eines Zielgewichtes (in der Regel 25. Altersperzentil) und einer wöchentlichen Gewichtszunahme (in der Regel 500 bis 1000 g/Woche)
- Vereinbarung über Behandlungsprogramm mit verschiedenen Stufen, welche über individuelle Gewichtszunahme erreicht werden
- Vereinbarung über Gewichtskontrollen und andere Kontrollmechanismen (in der Regel je nach Fortschritt zunehmende Selbstkontrolle)
- Vereinbarung über Tagesstruktur und Aktivitäten während des Aufenthaltes
- Vereinbarung über Konsequenzen bei Nichteinhalten des Vertrages

### Sektion 2: Therapiephasen

- *Vorbereitungs- und Beobachtungsphase*

  Patientin führt Essprotokoll sowie Protokoll über gewichtsreduzierende Maßnahmen. Erstellung eines Planes der Ernährungstherapie durch Ernährungsberatung unter Einbezug der Patientin. Beziehungsaufbau zu Therapeut und Pflegepersonal. Beobachtung des Ess- und Bewegungsverhaltens.

- *Therapiephase*

  Operantes Verstärkerprogramm mit verschiedenen Stufen, in denen Privilegien durch Gewichtszunahme erreicht werden können und die Autonomie der Patientin stufenweise ansteigt. (Beispiel siehe M12, S. 97)

- *Erhaltungsphase*

  Nach erreichtem Zielgewicht Stabilisierung von Gewicht und selbstgesteuertem Essverhalten

- *Ambulante Nachbehandlung*

  Psychotherapeutische Nachbehandlung zur Sicherung des Therapieerfolges

mit Hilfe strukturierter Fragebögen, Beobachtungsskalen (vgl. Kapitel 3) und freier *Beobachtungen* das Ess- und Bewegungsverhalten sowie andere interessierende Verhaltensaspekte dokumentiert und von der Ernährungsberatung der *Ernährungsplan* mit Haupt- und Zwischenmahlzeiten festgelegt.

Die eigentliche Verhaltenstherapie der Essstörung ist in den letzten Jahren bei gleichbleibenden Prinzipien in der Vorgehensweise modifiziert worden. Streng auf dem operanten Konditionierungsparadigma aufbauende Programme haben traditionell mit einer totalen *Verstärkerdeprivation*, d.h. totaler Bettruhe in einem kahlen Krankenzimmer begonnen und dem Patienten bei festgelegten Gewichtszunahmen in kleinen Schritten mit dem Zugang zu persönlichen Gegenständen wie Toilettenartikel, Zeitschriften, Radio etc. und sozialen Aktivitäten wie Gruppenkontakt, Telefonaten, Schulbesuch etc. verstärkt. Ein derartig strenges und rigi-

*Traditionelles Verstärkungskonzept*

des Programm enthält jedoch auch aversive Anteile und birgt die Gefahr, das im Sinne einer negativen Verstärkung die Patienten nur bestrebt sind, sich aus dem Behandlungssetting so schnell wie möglich „herauszuessen". Zudem sind derartig rigide Programme auf Stationen mit einer sehr heterogenene Klientel kaum ohne erhebliche Belastungen für das therapeutische Milieu realisierbar.

**Aktuelle Adaptation des Verstärkungs-konzeptes**

Angemessene Modelle sind hinsichtlich der Verstärkerdeprivation weniger rigide, schaffen gleichwohl aber eine *Regelstruktur und Kontrolle*, mit der über verschiedene *Behandlungsphasen- und stufen* eine flexible Anpassung an die Erfordernisse für eine Gewichtszunahme sichergestellt wird. Leitlinie 9 beschreibt diese Struktur, die ja nach Behandlungsverlauf eine flexible individuelle Anpassung ermöglicht. Dies betrifft sowohl den Beginn der Behandlung als auch spätere Phasen, in denen gleichermaßen Höherstufungen bei erfolgreichem Therapieverlauf wie Zurückstufungen bei Verstößen gegen die im Verhaltensvertrag festgelegten Regeln möglich sind. Dieses gestufte Vorgehen trägt zugleich dem jeweils erreichten Autonomiegrad des Patienten Rechnung.

**Individuelle Verstärker-pläne**

Hinsichtlich der *Verstärkungspläne* sollte in der Praxis eine Kombination von kleineren Verstärkern (z. B. Token) für tägliche Gewichtszunahme und größeren Verstärkern (z. B. Ausgang) für jeweils definierte Zwischenziele praktiziert werden. Grundsätzlich müssen die Verstärker individuell mit den Patienten hinsichtlich ihrer Wirksamkeit abgeklärt sein.

Gegen Ende der Behandlung müssen in der *Erhaltungsphase* die Verstärkungspläne ausgeschlichen werden, um die Selbstkontrolle der Patienten zu stärken und die Generalisierung des erwünschten Verhaltens auf die Alltagsbedingungen nach der stationären Behandlung sicherzustellen. Nunmehr stehen die Aspekte der Körperwahrnehmung, die kognitive Therapie der Gedanken und Gefühle und die allgemeine Psychotherapie jeweils individuell relevanter Themen im Vordergrund.

### Hilfreiche Materialien

Die Durchführung der Verhaltenstherapie der Essstörung baut auf dem Verhaltensvertrag und dem Verhaltensprotokoll des Patienten auf. Die entsprechenden Materialien können als Muster dienen:

– Verhaltensvertrag für die Behandlung der Essstörung (siehe M12, S. 97)

– Essprotokoll des Patienten (siehe M13, S. 99)

## 2.3.5 Einzel- und Gruppenpsychotherapie

| **L10** | **Leitlinie 10:**<br>**Einzel- und Gruppenpsychotherapie** |
|---|---|

**Sektion 1: Allgemeine Ziele**

– Förderung der Therapiemotivation
– Förderung von Gefühlswahrnehmung und -ausdruck
– Entwicklung von Konfliktfähigkeit und Belastbarkeit
– Erweiterung sozialer Kompetenzen und Beziehungsfähigkeit
– Aufbau von Selbstwertgefühl und Eigenverantwortung
– Generalisierung erworbener Kompetenzen auf den Alltag

**Sektion 2: Spezielle Ziele der Einzeltherapie**

– Besprechung der Essprotokolle
– Bearbeitung der Ängste bei der Gewichtszunahme
– Aufbau einer realistischen Körperwahrnehmung
– Kognitive Umstrukturierung von Gedanken und Einstellungen

**Sektion 3: Vorteile der indikativen Gruppentherapie**

– Übereinstimmung in Problembereichen durch gleiche Störung
– Unterstützung und Identifikation über ähnliche Probleme
– Verlust des Sonderstatus auf Stationen mit heterogenen Störungen
– Erhöhung der Therapiemotivation durch Rückmeldung von Mitpatienten mit gleicher Störung

*Stellenwert der Einzel- und Gruppenpsychotherapie*

Trotz der geringen Kenntnisse über die spezifische Wirksamkeit von Einzel- und Gruppenpsychotherapie bei der Behandlung der Anorexie nervosa mangels fehlender Evaluationsstudien ist die Notwendigkeit einer über die Verhaltenstherapie der Essstörung hinausreichenden allgemeinen Psychotherapie unstrittig. Im Sinne des multimodalen Therapiekonzeptes stellt sie einen weiteren Baustein dar, der wiederum ohne die Berücksichtigung eines Bausteines der Verhaltenstherapie der Essstörung ebenso inkomplett wäre. Dabei ist in Orientierung an einer allgemeinen Psychotherapie das Vorgehen gemäß einer bestimmten therapeutischen Schule oder Theorie nur zweitrangig und müssen die Aspekte einer supportiven therapeutischen Beziehung und Arbeit im Vordergrund stehen. Ferner muss die Krankheitsphase berücksichtigt werden. Patienten im Hungerzustand mit negativistischen und zwanghaften Zügen sind psychotherapeutisch nur sehr begrenzt behandelbar. Mit erfolgreicher Ernährungstherapie und Gewichtszunahme bessern sich die Voraussetzungen für eine erfolgreiche Psychotherapie.

**Allgemeine Ziele der Einzel- und Gruppenpsychotherapie**

Entsprechend stehen gemäß Leitlinie 10 bei der Einzel- und Gruppenpsychotherapie zunächst *allgemeine Ziele* im Vordergrund, die in beiden Formen realisiert werden sollten. Bei den oft ungenügend für die Behandlung motivierten Patienten muss insbesondere initial in beträchtlichem Umfang an der *Therapiemotivation* gearbeitet werden. Zahlreiche mit der Entfaltung der Persönlichkeit verbundene Ziele und in der Entwicklung der Störung zum Ausdruck kommende Defizite müssen fokussiert und bearbeitet werden. Die Patienten sollen einen verbesserten *Zugang zu ihrer Gefühlswelt* finden, ihre häufig sehr begrenzte *Konfliktfähigkeit* erweitern und belastbarer werden, in ihrer *Beziehungsfähigkeit* und ihren Sozialkompetenzen hinzugewinnen, ihr beschädigtes und unterentwickeltes *Selbstwertgefühl* ausbauen und *Eigenverantwortung* für sich und damit auch ihren Körper wahrnehmen können. Wie bei jeder Psychotherapie sollen die in der Therapie erworbenen Einsichten und Fertigkeiten im Sinne einer *Generalisierung* auf den Alltag der Patienten übertragen werden können.

**Spezielle Ziele der Einzel- und Gruppenpsychotherapie**

Über diese allgemeinen Ziele hinaus müssen in der Einzelpsychotherapie von Patienten mit Essstörungen aber auch noch eine Reihe spezieller Ziele verfolgt werden. Mit der Besprechung der *Essprotokolle*, die von den Patienten geführt werden, wird die Realitätsprüfung des Essverhaltens in die Therapie eingeführt; die Patienten lernen, in welcher Weise ihr Essverhalten abnorm ist, welche Kontextbedingungen bedeutungsvoll sind und welche begleitenden Gefühle und Gedanken mit ihrem Essverhalten verbunden sind. Die Erörterung dieser Zusammenhänge kann sich somit als Unterstützung bei der Stabilisierung eines normalen Essverhaltens erweisen.

**Thematisierung von Ängsten**

Eng verbunden mit der Erörterung des Essverhaltens können auch die mit der *Gewichtszunahme* einhergehenden Ängste thematisiert werden. Die besorgte Wahrnehmung körperlicher Veränderungen als Folge der Gewichtszunahme kann Rückfälle durch Nahrungsrestriktion oder andere Maßnahmen der Gewichtsreduktion provozieren und muss daher in der Psychotherapie angesprochen werden.

**Aufbau einer realistischen Körperwahrnehmung**

Beim Aufbau einer *realistischen Körperwahrnehmung* können ergänzende Interventionen und Therapieformen hilfreich sein. Hierzu zählen z. B. die wiederholte Aufzeichnung des körperlichen Bildes auf einem *Videoband* mit vergleichender Demonstration und Diskussion in der Einzel- oder auch Gruppentherapie. Ebenso kann die Integration von Ansätzen der *Bewegungstherapie* oder *psychomotorischen Therapie* den Prozess des Aufbaus einer realistischen Körperwahrnehmung fördern.

**Einsatz der kognitiven Verhaltenstherapie**

Schließlich stammen schwerpunktmäßig aus der Behandlung der Essstörungen bei Erwachsenen vielfältige Belege für die Wirksamkeit der *kognitiven Verhaltenstherapie*. Wie in Kapitel 1 dargelegt, besteht noch ein Defizit bei der Übertragung der an erwachsenen Patienten gewonnenen Erfahrungen sowie der Adaptation der Methodik für jugendliche

Patienten mit Essstörungen. Kognitive Methoden setzen an den verzerrten Einstellungen und Gedanken über Nahrungsaufnahme und Körpergewicht, der gestörten Selbstwahrnehmung sowie dem defizitären
Selbstwertgefühl an.

**Tabelle 10:** Typische kognitive Verzerrungen bei Anorexiepatientinnen
(nach Schmidt, 1997)

| | |
|---|---|
| **Selektive Abstraktion** | Dabei wird ein bestimmter Aspekt einer Situation heraus-gehoben, während andere Aspekte vernachlässigt oder unterbewertet werden. Folgerungen aus der Situation werden nur auf Grund des einen Aspektes gezogen: „Nur über mein Essverhalten kann ich Kontrolle über mich selbst und meine Umgebung ausüben." |
| **Schwarz-Weiß-Denken** | „Wenn ich nicht totale Selbstbeherrschung zeige, werde ich einen völligen Kontrollverlust erleben." „Wenn ich ein Pfund zunehme, wird mein Gewicht völlig außer Kontrolle geraten." |
| **Verallgemeinerndes Denken** | Von einem einzigen Erlebnis wird eine Regel abgeleitet, die dann auf andere Situationen übertragen wird: „Gestern Abend habe ich versagt. Ich werde immer ein Versager bleiben." „Als mein Gewicht noch normal war, war ich unglücklich, also werde ich wieder unglücklich sein, wenn ich zuneh-me." |
| **Übertreibung** | „Es wäre für mich völlig unerträglich, zwei Pfunde zuzu-nehmen." „Ich habe ein Pfund zugenommen, deshalb kann ich jetzt keine Shorts mehr tragen." Magisches oder abergläubisches Denken: „Wenn ich irgend etwas gern habe, wird es mir sofort weggenommen." |
| **Personalisierung** | Erlebnisse werden in einer ich-zentrierten Weise gedeutet: „Sie haben gelacht. Ich bin mir sicher, dass sie über mich gelacht haben." „Was werden die Leute denken, wenn sie sehen, was ich alles esse." |

Beispiele für *kognitive Verzerrungen* sind in Tabelle 10 wiedergegeben.
Defizite der Selbstwahrnehmung betreffen den Ausdruck und die Identifizierung von Gefühlen sowie von körperlichen Zuständen und Signa-
len, wie z. B. die Wahrnehmung von Hunger und Sattheit. Das Lebens-
gefühl der Patienten wird von Inkompetenz und Wertlosigkeit bestimmt.
Die kognitive Therapie strebt daher an, dass diese Patienten

**Kognitive Verzerrun-gen und Ziele der kognitiven Therapie**

– ihr Denken registrieren bzw. die Wahrnehmung für ihr Denken schär-
  fen,

– die Beziehungen zwischen bestimmten Gedanken, fehlangepasstem
  Verhalten und Emotionen erkennen,

– die Gültigkeit ihrer jeweiligen Überzeugung analysieren,

- realistischere und angemessenere Interpretationen entwickeln und
- allmählich die Grundannahmen ihrer spezifischen Überzeugungen modifizieren.

**Tabelle 11:** Zentrale Inhalte der kognitiven Therapie
(modifiziert nach Garner et al., 1997)

| Phase I | – Aufbau einer therapeutischen Arbeitsbeziehung<br>– Erfassung der zentralen Symptome der Essstörungen<br>– Diagnostik und Therapie der medizinischen Komplikationen<br>– Psychoedukation einschließlich Erklärung des Konzepts der kognitiven Therapie<br>– Beratung hinsichtlich Normalisierung von Ernährung und Gewicht<br>– Einführung von Protokollierung und Mahlzeitenplanung<br>– Verschreibung normaler Zeiten und Abläufe der Nahrungsaufnahme<br>– Unterbrechen von Essattacken und Erbrechen<br>– Einführung erster kognitiver Interventionen<br>– Verstärkung der Veränderungsmotivation<br>– Infragestellen der kulturellen Bewertung von Gewicht und Körperbild<br>– Bestimmung eines optimalen Ausmaßes der Beteiligung der Familie |
|---|---|
| Phase II | – Fortsetzung der Betonung von Gewichtsgewinn und normalem Essverhalten<br>– Neubewertung von Rückfällen<br>– Indentifizierung dysfunktionaler Gedanken, Schemata und Denkmuster<br>– Entwicklung von kognitiven Fertigkeiten der Restrukturierung<br>– Veränderung des Selbst-Konzeptes<br>– Entwicklung eines interpersonalen Fokus der Therapie<br>– Beteiligung der Familie in der Therapie |
| Phase III | – Zusammenfassung der Fortschritte<br>– Analyse der Grundlagen für weiteren Fortschritt<br>– Zusammenfassung der Bereiche anhaltender Vulnerabilität<br>– Analyse der Warnzeichen für einen Rückfall<br>– Klärung der Wiederaufnahme der Therapie |

Die Umsetzung dieser Ziele erfolgt nicht in der kurzfristigen Anwendung spezifischer kognitiver Interventionen, sondern ist in einen umfangreichen Therapieplan eingebettet, der in der Regel bei Patienten mit Anorexia nervosa eine 1- bis 2-jährige Umsetzung erforderlich macht. Die Schwerpunkte sind in Tabelle 11 zusammengefasst. Sie sind in der Konzeption von Garner et al. (1997) in drei Therapiephasen gegliedert, wobei in der ersten Phase umfangreiche Anteile der *Psychoedukation* der Durchführung der eigentlichen *kognitiven Interventionen* vorgeschaltet sind, letztere in der zweiten Phase im Mittelpunkt stehen und schließlich in der dritten Phase neben einer Rückschau und Zusammenfassung der Therapie auch die *Rückfallprävention* berücksichtigt wird. Die kognitive Verhaltenstherapie ist demnach einen zeitaufwändige, intensive Form der Psychotherapie, die mit Ausnahme des von Jacobi et

al. (2000) für erwachsene Patienten entwickelten Programmes (vgl.
Kapital 3.4) nicht in manualisierter Form als Standardintervention vorliegt, sondern individuell entwickelt und speziell auf die Möglichkeiten
und Notwendigkeiten der Behandlung jugendlicher Patienten adaptiert
werden muss.

Im stationären Bereich ist die *indikative Gruppentherapie* im Prinzip
nur in Einrichtungen realisierbar, die sich auf die Behandlung von Essstörungen spezialisieren und eine entsprechende homogene Klientel von
Patienten nach Indikation in Gruppen behandeln. Diese Situation ist in
jugendpsychiatrischen Kliniken mit einer diagnostisch heterogenen Klientel in der Regel nicht gegeben. Die indikative Gruppentherapie schafft
besondere Bedingungen für die *Identifikation*, *Therapiemotivation* und
*Veränderungsbereitschaft* in einem speziellen Übungsfeld für soziale
Interaktionen in einer Gruppe von Mitpatienten, die auf Grund der gleichen Störung hohe Übereinstimmungen in den Problembereichen haben. Andererseits besteht aber auch die Gefahr, dass sich eine Konkur-
renzsituation hinsichtlich der stärksten Krankheitsmanifestation oder
eine Identifikation mit den Patientinnen einstellt, die besonderen Widerstand gegen die Therapie entwickeln.

**Möglich-
keiten der
indikativen
Gruppen-
therapie**

Die zentralen Themen Essen, Gewicht und Körperwahrnehmung erfahren in strukturierten *Gruppensitzungen* eine sehr spezielle Rückmeldung
und Bewertung, die ggf. sogar den Gruppenentscheid über den Grad
der Einschränkung auf einer der Behandlungsstufen des Therapiepro-
grammes für die einzelnen Patienten ermöglichen. Derartige Entschei-
dungsprozesse können das Behandlungsteam von seiner autoritativen
Rolle gegenüber den Patienten partiell sehr wirkungsvoll entlasten. Ergänzend zur indikativen Gruppentherapie ist die *indikative Kochgruppe*
eine Möglichkeit, die Alltagsrealität mit Planung, Zubereitung und Essen einer gemeinsamen Mahlzeit in das Behandlungsprogramm zu inte-
grieren (Meermann, unveröffentlichtes Manuskript).

**Funktion der
Gruppe im
Therapie-
programm**

## 2.3.6  Familientherapie

Die Formulierung detaillierter Leitlinien für die Familientherapie der
Anorexia nervosa erweist sich als schwierig, weil der Grad der Evidenzbasierung in diesem Bereich niedrig ist. Wenige Sachverhalte können als gesichert angenommen werden und sind in Leitlinie 11 zusammengefasst.

**Wirksamkeit
der Familien-
therapie**

Speziell auf Grund der Londoner Studien zur *Wirksamkeit der Familientherapie* (vgl. Kapitel 1.6.3) lässt sich für den Altersbereich der Jugendlichen mit Anorexia nervosa der Einbezug der Familie als indiziert
betrachten, weil damit bessere Resultate als mit ausschließlicher Einzeltherapie erzielt werden. Gleichermaßen festzuhalten ist aber auch,

## L11 Leitlinie 11: Familientherapie

- Die Einbezug der Familien in die Behandlung der Anorexia nervosa ist wirksam.
- Es gibt keine Hinweise für die Überlegenheit spezifischer Formen der Familienbehandlung gegenüber Familienberatung.
- Die ursächliche Zuordnung eines Familienproblems zur Manifestation der Anorexia nervosa ist kurzschlüssig, weil das Familienproblem auch die Folge der Störung sein kann.
- Die Beteiligung der Familienmitglieder erfolgt im Rahmen der Psychoedukation und mit dem Ziel einer Umsetzung therapeutischer Ziele des Behandlungsplanes. Die Familie entscheidet über das Ausmaß der Beteiligung am Behandlungsplan.
- Relative Kontraindikationen für gemeinsame familientherapeutische Sitzungen sind
  - chronische Verläufe
  - ausgeprägte psychosoziale Entwicklungsverzögerungen
  - körperliche Misshandlung und sexueller Missbrauch
  - Trennung und Scheidung in der Familie
  - Schwere psychische Störungen anderer Familienmitglieder
  - vorausgegangene erfolglose Familientherapie

dass weniger spezifische Formen der Familientherapie, als vielmehr die Berücksichtigung des familiären Kontextes im Sinne eines allgemeinen Wirksamkeitsfaktors bedeutsam ist, zumal die Familienberatung gleich wirksam wie spezifische Formen der Familientherapie ist.

**Kritik an der systemischen Familientherapie**

Ältere Betrachtungsweisen des *identifizierten Patienten* mit Anorexia nervosa, der als Folge ungelöster Familienprobleme, gestörter Interaktionen oder pathologischer Kommunikationsmuster zum Symptomträger wird, konnten empirisch nicht bestätigt werden und sind in der Praxis der Familientherapie mehrheitlich auch aufgegeben worden. In diesem Postulat ist nicht nur der Mechanismus oder Prozess unklar, mit dem sich ein Familienproblem in die vielfältige Symptomatik der Anorexia nervosa umsetzt, sondern sind auch die Spezifitätsannahme und die Kausalitätsannahme für die Anorexia nervosa unbewiesen. Ebenso lässt sich die Annahme nicht aufrechterhalten, dass eine Veränderung auf der Ebene des Familiensystems eine notwendige Voraussetzung für eine Veränderung auf der Ebene der Essstörung ist.

**Funktion der Familie in der Therapie**

In einer mehr pragmatischen Betrachtungweise erhält die Familie wie bei allen kinder- und jugendpsychiatrischen Störungen ihren strategischen Stellenwert in der Umsetzung der Therapie als *Moderator* und gegebenenfalls auch als *Co-Therapeut* im Rahmen von Psychoedukation und Generalisierung von Therapieeffekten. Ein vertieftes Verständnis für die Krankheit, die Entlastung von der Sorge um einen bedrohlichen Krankheitsprozess, die Stärkung erzieherischer Kompetenz und die Mitwirkung bei der Stabilisierung des Gesundungsprozesses sind wichtige Ziele einer familienbezogenen Intervention, die in ihrer Umsetzung moderierend auf den Verlauf der Anorexia nervosa einwirken können. In dieser Konzeption kann der Einbezug der Familie von der Elternberatung bis zu gemeinsamen therapeutischen Familiensitzungen reichen. Die Verbesserung der Kommunikation und Beziehungen in der Familie kann den Gesundungsprozess unterstützen.

Ebenfalls aus der klinischen Erfahrung sind die *relativen Kontraindikationen* für gemeinsame familientherapeutische Sitzungen abgeleitet. Chronische Verläufe sind häufig mit erschöpften und wenig therapiemotivierten Familien assoziiert. Ausgeprägte psychosoziale Enwicklungsverzögerungen oder auch sehr frühe Krankheitsmanifestationen sind auf der Seite der Patienten mit einer ungenügenden Eignung für die familientherapeutische Arbeit verbunden, so dass eher begleitende Elterngespräche indiziert sind. Sofern eine körperliche Misshandlung oder ein sexueller Missbrauch beim Kind oder auch einem anderen Familienmitglied vorgelegen hat, steht der Schutz des Opfers im Vordergrund und können gemeinsame Familiensitzungen beträchtliche Loyalitätsprobleme hervorrufen. Schwere psychische Störungen bei anderen Familienmitgliedern können ebenfalls Schutzmaßnahmen auf der individuellen Ebene erforderlich machen, die mit struktureller oder systemischer Familientherapie in Konflikt geraten kann. Die Erfahrung von Trennung und Scheidung könnte bei gemeinsamen Familiensitzungen die Fantasie der Wiedervereinigung der Familie bei den Patienten beflügeln, so dass auch hier eher separate Beratungen mit den Eltern bzw. Elternteilen zu empfehlen sind. Schließlich sollten vorausgegangene erfolglose Familientherapien zu anderen Interventionen im Sinne des empfohlenen multimodalen Behandlungskonzeptes Anlass geben.

**Relative Kontraindikationen für Familientherapie**

## 2.3.7 Psychopharmakotherapie

Auch für die Psychopharmakotherapie ist ein erhebliches *Forschungsdefizit* hinsichtlich der Wirksamkeit bei der Anorexia nervosa festzustellen. Da die wenigen Studien schwerpunktmäßig an erwachsenen Patienten durchgeführt worden sind, müssen die entsprechenden Befunde auf jugendliche Patienten extrapoliert werden. Wie in Leitlinie 12 festgestellt wird, ist der Evidenzgrad für die Wirksamkeit von Psychopharmakotherapie entsprechend niedrig.

Den weiteren zusammenfassenden Feststellungen in Leitlinie 12 kann entnommen werden, dass für alle in der Psychopharmakotherapie gebräuchlichen *Substanzgruppen* ein sehr ähnlicher Sachverhalt gilt: Bei kontrollierter Prüfung lassen sich regelhaft keine bedeutsamen Effekte auf die zentralen Parameter der Gewichtszunahme und des Essverhaltens nachweisen. Diese Feststellung hat gleichermaßen Gültigkeit für *traditionelle Neuroleptika, trizyklische Antidepressiva* und *MAO-Hemm-*

**Stellenwert der einzelnen pharmakologischen Substanzgruppen**

## L12 — Leitlinie 12: Psychopharmakotherapie

Der Evidenzgrad für die Wirksamkeit von Psychopharmaka bei der Anorexia nervosa ist sehr niedrig, weil

- insgesamt sehr wenige kontrollierte Studien vorliegen und
- die vorhandenen Studien mehrheitlich an erwachsenen Patienten durchgeführt wurden.

Es gibt keine spezifische Indikation für den Einsatz von Psychopharmaka bei der Anorexia nervosa. Für die einzelnen Substanzklassen gelten die folgenden Feststellungen:

- Traditionelle Neuroleptika (z. B. Chlorpromazin, Pimozide, Sulpirid) haben keine anhaltenden Effekte auf die Gewichtszunahme und das Essverhalten.
- Zu den atypischen Neuroleptika liegen bisher nur Einzelfallberichte vor, die sich nicht generalisieren lassen.
- Trizykische Antidepressiva und MAO-Hemmer sind bei der Anorexia nervosa ohne Wirkung.
- Clomipramin hat sich entgegen vereinzelten Fallberichten bei kontrollierter Überprüfung als unwirksam erwiesen.
- SSRI (speziell Fluoxetin) hat möglicherweise einen Effekt auf die Gewichtsstabilisierung
- Lithium ist nicht sicher wirksam und aufwändig hinsichtlich der Laborkontrollen
- Benzodiazepine haben keinen Stellenwert in der Pharmakotherapie der Anorexia nervosa.
- Der Serotoninantagonist Cyproheptadin zeigt mäßige Effekte bei der restriktiven Form der Anorexia nervosa, verschlechtert aber die Therapieeffekte bei der bulimischen Form der Anorexia nervosa

Bei den komorbiden Störungen der Anorexia nervosa, speziell der Depression oder einer Zwangsstörung, können die auf diese Störung gerichteten spezifischen Pharmakotherapien indiziert sein.

er, *Clomipramin* sowie *Lithium* und *Benzodiazepine*. Die in einer einzigen Studie (vgl. Kapitel 1) nachgewiesenen Effekte von *Fluctine* auf die Gewichtszunahme und -stabilisierung bei erwachsenen Patientinnen können einen Routineeinsatz der Substanz bei Jugendlichen mit Anorexie nicht hinlänglich begründen.

Vereinzelte Fallberichte über z. B. Gewichtssteigerung durch *atypische Neuroleptika* sind bisher nicht kontrolliert überprüft worden. Der Serotominantagonist *Cyproheptadin* (ein Antihistaminikum) hat in mehreren kontrollierten Studien mäßige Verbesserungen hinsichtlich Gewicht und Stimmung erbracht, sollte aber gemäß Empfehlungen einer amerikanischen Arbeitsgruppe wegen einer Verschlechterung der Therapieeffekte nicht bei der kombinierten Form, sondern nur bei der restriktiven Form der Anorexia nervosa eingesetzt werden. Erfahrungsberichte über einen breiten klinischen Einsatz von Cyproheptadin fehlen.

Im Gegensatz zur vergleichsweise besser nachgewiesenen Wirksamkeit von Psychopharmaka – speziell den SSRI – bei der Bulimia nervosa ist somit keine primäre Indikation für den Einsatz von Psychopharmaka bei der Anorexia nervosa gegeben. In einer pragmatischen Sicht können allenfalls die *Komorbiditäten* der Anorexia nervosa Zielsymptome für den Einsatz von bestimmten Psychopharmaka abgeben. Dies gilt am häufigsten für die begleitenden Depressionen. Sollte z.B. die durch das Untergewicht induzierte sog. starvogene Depression nicht abklingen und der Verdacht auf eine komorbide depressive Episode sich erhärten, kann der Einsatz von SSRI erwogen werden. Das gleiche gilt für ausgeprägte Zwangsstörungen; sollten diese in Form von z.B. Wasch- oder Ordnungszwängen den zwanghaften Umgang mit der Nahrung überschreiten, so liegt ebenfalls eine Indikation für den Einsatz von Clomipramin oder SSRI vor. Schließlich kann z.B. auch bei der seltenen Koexistenz einer Borderline-Persönlichkeitsstörung die Wahl auf ein atypisches Neuroleptikum fallen, um auf diesem Wege die Mitarbeit in der multimodalen Therapie zu fördern. Beim Einsatz von Psychopharmaka ist speziell auf die Nebenwirkungen zu achten, da z.B. die Herz-Kreislauffunktionen bei Patienten mit Anorexia nervosa beeinträchtigt sein können, so dass z.B. speziell EKG-Kontrollen erforderlich werden.

**Komorbiditäten als Indikation für Pharmakotherapie**

# 3 Verfahren zu Diagnostik und Therapie

| Verfahren zur klinischen Diagnostik der Anorexia nervosa | |
|---|---|
| ABAN | Anamnese und Befund bei Anorexia nervosa |
| SIAB-EX | Strukturiertes Interview für Anorektische und Bulimische Essstörungen – Expertenbeurteilung |
| PERZ | Perzentilkurven für den Body Mass Index |
| SVBAN | Strukturierte Verlaufsbeurteilung der Anorexia nervosa |

| Verfahren zur Selbstbeurteilung | |
|---|---|
| FESG | Fragebogen zu Essgewohnheiten |
| SIAB-S | Strukturiertes Interview für Anorektische und Bulimische Störungen – Selbstbeurteilung |
| EAT | Fragebogen zur Einstellung zum Essen |
| FEK | Fragebogen zur Einstellung zum eigenen Körper |

| Verfahren zur Fremdbeurteilung | |
|---|---|
| FVAN | Fragebogen zur Verhaltensbeurteilung bei Anorexia nervosa |
| FAPAN | Fragebogen für Angehörige von Patienten mit Anorexia nervosa |

## 3.1 Verfahren zur klinischen Diagnostik

### 3.1.1 ABAN – Anamnese und Befund bei Anorexia nervosa

| Kurzbeschreibung | |
|---|---|
| Beurteiler: | klinische Beurteilung auf der Basis eines klinischen Interviews |
| Spezifität: | störungsspezifisch – Anorexia nervosa |
| Altersbereich: | gesamtes Kindes- und Jugendalter |
| Quelle: | Bestandteil dieses Bandes (M01) |

Dieses Interview erfasst in 7 Abschnitten alle für die Anamnese und den Befund bei der Anorexia nervosa relevanten Informationen. Nach der Exploration von Anlass und Zuweisungsmodus der Vorstellung werden in der *Eigenanamnese* und der *Familienanamnese* die bedeutsamen Risikofaktoren in der Entwicklung von Patienten mit Anorexia nervosa erfasst. Der *klinisch-psychopathologische Befund* dokumentiert sämtliche störungsspezifischen Symptome bzw. diagnosespezifischen Kriterien gemäß ICD-10 bzw. DSM-IV. Der *psychosoziale Befund* dient der Erfassung der prämorbiden Entwicklung, der Sozialbeziehungen, der psychosexuellen Entwicklung sowie der Schul- und Berufskarriere. Im Abschnitt über *Diagnosen* werden der Subtyp der Anorexia nervosa sowie komorbide Störungen und Krankheiten erfasst. Abschließend wird eine *Therapieanamnese* erhoben.

Die klinische Beurteilung erfolgt auf der Basis eines frei geführten Interviews, bei dem lediglich die Themenbereiche vorgegeben sind. Das Interview setzt allgemeine Erfahrungen in der klinischen Gesprächsführung und Exploration voraus. Die Struktur ist offen für ergänzende Merkmalsbereiche, die dem Untersucher bedeutsam erscheinen.

## 3.1.2 SIAB-EX – Strukturiertes Interview für Anorektische und Bulimische Essstörungen – Expertenbeurteilung

| Kurzbeschreibung | |
|---|---|
| Beurteiler: | klinische Beurteilung auf der Basis eines strukturierten Interviews mit vorgegebenen Fragen und Beurteilungskategorien |
| Spezifität: | störungsspezifisch – Anorexia nervosa und Bulimia nervosa |
| Altersbereich: | Jugendlichen- und Erwachsenenalter |
| Quelle: | Hogrefe Verlag |
| Bezug: | Testzentrale Göttingen |

Das SIAB-EX erfasst Essstörungs-Symptome und häufige komorbide Symptome wie Ängste, Depressionen, Zwangssymptome, Substanzmissbrauch sowie Beeinträchtigungen von Sexualität und sozialer Interaktion. Dieses hochstrukturierte Interview umfasst 87 Fragen, die jeweils auf einer 4-stufigen Intensitätsskala beurteilt werden. Die Fragen erfassen den aktuellen Zustand der letzten 3 Monate (jetzt) sowie die Zeit davor (früher). Das SIAB-EX generiert Essstörungs-Diagnosen nach DSM-IV und ICD-10 sowie Summenwerte auf Skalen, für deren Bildung Computer-Algorithmen eingesetzt werden können. Die im Einzelnen erfassten Skalen können Tabelle 12 entnommen werden.

**Tabelle 12:** Die Subskalen der SIAB-EX

| SIAB-EX jetzt | I | Körperschema und Schlankheitsideal |
|---|---|---|
| | II | Allgemeine Psychopathologie und Soziale Integration |
| | III | Sexualität |
| | IV | Bulimische Symptome |
| | V | Gegensteuernde Maßnahmen, Fasten, Substanzmissbrauch |
| | VI | Atypische Essanfälle |
| | | Gesamtwert |
| SIAB-EX früher | I | Körperschema und Schlankheitsideal |
| | II | Allgemeine Psychopathologie |
| | III | Sexualität und Soziale Integration |
| | IV | Bulimische Symptome |
| | V | Gegensteuernde Maßnahmen, Fasten, Substanzmissbrauch |
| | VI | Atyptische Essanfälle |
| | | Gesamtwert |

Die Überprüfung der Interrater-Reliabilität betrug Kappa = 0.81 (jetzt) und 0.85 (früher). Die internen Konsistenzen nach Cronbachs Alpha lagen zwischen 0.52 und 0.93 für die einzelnen Subskalen. Verschiedene Validitätsüberprüfungen (konvergente und diskriminante Validität) lieferten ebenfalls befriedigende Resultate. Für die Auswertung des SIAB-EX können neben den Daten zu essgestörten Patienten auch Daten von ca. 200 jungen Frauen aus der Normalbevölkerung zum Vergleich herausgezogen werden (Fichter & Quadflieg, 1999, 2001).

### 3.1.3 Perzentilkurven für den Body Mass Index

| Kurzbeschreibung | |
|---|---|
| Beurteiler: | klinischer Untersucher auf der Basis der Messung von Körpergewicht und Körperlänge |
| Spezifität: | störungspezifisch – Essstörungen |
| Altersbereich: | gesamtes Kindes- und Jugendalter |
| Quelle: | Bestandteil dieses Bandes (M02 und M03) |

Die in den Materialien dieses Bandes abgebildeten Perzentilkurven für den BMI wurden von Kromeyer-Hauschild et al. (2001) auf der Basis einer umfangreichen Stichprobe von ca. 17.000 Probanden pro Geschlecht erstellt.

Die Erfassung der Perzentile stellt die einzige adäquate Methode dar, um den aus dem Verhältnis von Körpergewicht (kg) und quadrierter Körperlänge ($m^2$) errechneten absoluten BMI zur Altersnorm unter Berücksichtigung des Geschlechts in Beziehung zu setzen. Das in den ICD-10-Kriterien für die Anorexia nervosa aufgeführte Kriterium von BMI < 17.5 ist für das Kindes- und Jugendalter unangemessen, weil sehr viele normalgewichtige Kinder unter diesem Kriterium liegen. Wie bei anderen biologischen Verteilungen kann ein Wert unter der dritten Perzentile als eindeutig pathologisch betrachtet werden, zumal er damit recht genau zwei Standardabweichungen unter dem Mittelwert der Population liegt.

### 3.1.4 SVBAN – Strukturierte Verlaufsbeurteilung der Anorexia nervosa

| Kurzbeschreibung | |
|---|---|
| Beurteiler: | klinische Beurteilung auf der Basis eines halbstrukturierten Interviews |
| Spezifität: | störungsspezifisch – Anorexia nervosa, Bulimia nervosa |
| Alterbereich: | Jugend- und Erwachsenenalter |
| Quelle: | Bestandteil dieses Bandes (M04) |

Dieses Vorgehen wurde ursprünglich für die Verlaufsforschung entwickelt, um quantifizierbare Daten über Befunde auf mehreren Ebenen zu erheben. In Form eines halbstrukturierten Instrumentes ist SVBAN aber auch für die Therapieevaluation und Verlaufskontrolle in der klinischen Praxis einsetzbar. Die Beurteilungen erfolgen auf Grund einer gezielten Exploration der einzelnen Merkmalsbereiche, wobei eine hinlängliche Kenntnis der Symptomatik der Anorexia nervosa einschließlich klinischer Erfahrung der betroffenen Klientel vorausgesetzt wird.

Den Kern des Verfahrens bilden jeweils 4-stufige Beurteilungsskalen, die sich mit syndromspezifischen sowie psychosozialen Befundebenen der Anorexia nervosa befassen. Die fünf syndromspezifischen Befundebenen und die sechs psychosozialen Befundebenen können auch jeweils in Summenwerten zusammengefasst und bei wissenschaftlichen Fragestellungen statistisch verrechnet werden.

Weitere Merkmale beziehen sich auf die diagnostische Klassifikation bei der Nachuntersuchung, den Verlaufstyp, komorbide psychische Störungen sowie eine psychiatrische Gesamtbeurteilung. Das Verfahren wurde für eigene Verlaufsuntersuchungen des Autors entwickelt und wiederholt mit entsprechenden Daten dokumentiert (Steinhausen & Boyadjieva, 1996; Steinhausen & Seidel, 1993a, b, c, 1994a, b; Steinhausen et al., 2000a, b, 2003).

## 3.2 Verfahren zur Selbstbeurteilung

### 3.2.1 FESG – Fragebogen zu Essgewohnheiten

| Kurzbeschreibung | |
|---|---|
| Beurteiler: | Selbstbeurteilung durch Jugendliche oder Erwachsene |
| Spezifität: | störungsspezifisch – Anorexia nervosa, Bulimia nervosa |
| Altersbereich: | Jugend- und Erwachsenenalter |
| Quelle: | Bestandteil dieses Bandes (M05) |

Dieser Fragebogen dient der orientierenden Erfassung von Symptomen der Essstörungen. Im Sinne eines Screening-Verfahrens wurde er auf der Basis des Eating Disorders Examination Questionnaire von Beglin und Fairburn (1992) vom Verfasser modifiziert und in epidemiologischen Studien eingesetzt. Das Ziel besteht nicht in der differenzierten diagnostischen Abklärung, sondern in der Identifizierung von Risikoträgern.

Mit dieser Zielsetzung kann dieses Verfahren bei Verdachtsmomenten auf eine klinische Störung jeweils im Einzelfall vorgeschaltet werden, um mit relativ geringem Aufwand die Notwendigkeit einer sehr viel aufwändigeren klinisch-diagnostischen Abklärung zu überprüfen. Ebenso ist es für die Reihenuntersuchung z. B. ganzer Schulklassen geeignet.

Die Fragen erstrecken sich auf Körpergewicht und -größe zur Errechnung des Body Mass Index, das Diätverhalten, die Angst vor dem Dickwerden, die kognitive Zentrierung auf Ernährung und Kalorien, Heißhungeranfälle, Scham über Figur und Gewicht, Erbrechen, Einnahme von Abführmitteln und Menstruationsanomalien.

Im Rahmen der eigenen epidemiologischen Untersuchungen des Verfassers konnte gezeigt werden, dass einzelne Symptome eines gestörten Essverhaltens relativ häufig bei Jugendlichen vorkommen, während die Prävalenz der Essstörungen in diesem Lebensalter sowohl für die Anorexia nervosa als auch die Bulimia nervosa jeweils unter 1 % lag (Steinhausen et al., 1997, 2004). Ein Algorithmus für die Bildung eines Schwellenwertes ist beschrieben worden (Steinhausen et al., 2004) und kann bei Bedarf vom Autor bezogen werden.

## 3.2.2 SIAB-S – Strukturiertes Inventar für Anorektische und Bulimische Essstörungen – Selbstbeurteilung

| Kurzbeschreibung | |
|---|---|
| Beurteiler: | Selbstbeurteilung durch Jugendliche und Erwachsene |
| Spezifität. | störungsspezifisch – Anorexia nervosa, Bulimia nervosa |
| Altersbereich: | Jugend- und Erwachsenenalter |
| Quelle: | Hogrefe Verlag |
| Bezug: | Testzentrale |

Der SIAB-S ist ein Selbstbeurteilungsverfahren mit 87 Fragen, welche neben den Symptomen gestörten Essverhaltens auch die Bereiche Partnerschaft und soziale Integration, Sexualität und komorbide Psychopathologie (z. B. Angst, Depression) erfassen. Es ist analog zum SIAB-EX, dem Experten-Interview (vgl. Kapitel 3.1.2) aufgebaut. Über vorliegende Auswerte-Algorithmen ist es möglich, aus den Angaben im SIAB-S sowohl Summenwerte der Skalen als Hinweis auf den Schweregrad der Essstörung und andere Beeinträchtigungen als auch Essstörungs-Diagnosen nach DSM-IV und ICD-10 zu erstellen. Die Fragen sind jeweils auf einer Intensitätsskala

**Tabelle 13:** Die Subskalen des SIAB-S (Selbstbeurteilung)

| SIAB-S jetzt | I | Allgemeine Psychopathologie und soziale Integration |
|---|---|---|
| | II | Bulimische Symptome |
| | III | Körperschema und Schlankheitsideal |
| | IV | Sexualität und Körpergewicht |
| | V | Gegensteuernde Maßnahmen, Fasten und Substanzmissbrauch |
| | VI | Atypische Essanfälle |
| | | Gesamtwert |
| **SIAB-S früher** | I | Bulimische Symptome |
| | II | Allgemeine Psychopathologie |
| | III | Schlankheitsideale |
| | IV | Sexualität und soziale Integration |
| | V | Körperschema |
| | VI | Gegensteuernde Maßnahmen, Substanzmissbrauch, Fasten und Autoaggression |
| | VII | Atypische Essanfälle |
| | | Gesamtwert |

von 0 bis 4 kodiert und umfassen den Zeitraum der letzten 3 Monate (jetzt) und die Zeit davor (früher). Die Skalen der SIAB-S sind in Tabelle 13 dargestellt.

Die interne Konsistenz der Skalen lag für die „Früher-Erhebung" zwischen .69 und .94 (Cronbachs Alpha) und für die „Jetzt-Erhebung" mit einer Ausnahme zwischen .74 und .92. Über Vergleiche mit anderen Selbsteinschätzungsskalen zu Essstörungen und zur allgemeinen Psychopathologie konnte eine hohe konvergente und divergente Validität des SIAB-S ermittelt werden (Fichter & Quadflieg, 1999, 2001).

### 3.2.3  EAT – Fragebogen zur Einstellung zum Essen

| Kurzbeschreibung | |
|---|---|
| Beurteiler: | Selbstbeurteilung durch Jugendliche und Erwachsene |
| Spezifität: | störungsspezifisch – Anorexia nervosa, Bulimia nervosa |
| Altersbereich: | Jugend- und Erwachsenenalter |
| Quelle: | Bestandteil dieses Bandes (M06) |

Der ursprünglich von Garner und Garfinkel (1979) für die Zwecke des Screening entwickelte Eating Attitude Test (EAT) ist ein in der Forschung besonders häufig eingesetztes Verfahren. Der 40 Merkmale umfassende Fragebogen kann mit einem Gesamtwert und Werten für die faktoriell gebildeten Subskalen ausgewertet werden. Die Subskalen haben die Bezeichnungen *Diät*, *Bulimie* und *Orale Kontrolle* (Garner et al., 1982). Der EAT in der deutschen Übersetzung des Verfassers ist einschließlich Auswertungsschema in den Materialien (vgl. M06) dokumentiert.

Auch der EAT ist nicht normiert, weil er ausschließlich extreme Verhaltensweisen einer pathologischen Population erfasst. Somit ist der EAT ein Verfahren, das sich nur für die Verlaufskontrolle im Sinne der ipsativen Messung bei gleichen Patienten eignet. Die ursprüngliche Intention, mit dem EAT als Screening Risikoprobanden zu erfassen, hat zwar an Stichproben in Toronto zur Etablierung von Schwellenwerten geführt (Garner & Garfinkel, 1979). Diese ließen sich jedoch nicht transkulturell und stichprobenunabhängig bestätigen (Steinhausen, 1984; Neumärker et al., 1992; Boyadjiva & Steinhausen, 1996).

### 3.2.4  FKAN – Fragebogen zum Körperbild bei der Anorexia nervosa

| Kurzbeurteilung | |
|---|---|
| Beurteiler: | Selbstbeurteilung durch Jugendliche und Erwachsene |
| Spezifität: | störungsspezifisch – Körperbildstörung |
| Altersbereich: | Jugend- und Erwachsenenalter |
| Quelle: | Bestandteil dieses Bandes (M07) |

Der von Halmi et al. (unveröffentlicht) ursprünglich entwickelte und vom Verfasser übersetzte und adaptierte FKAN ist nach dem Modell der Semantischen Differenziale aufgebaut. Er gestattet über die Einschätzung des Körperbildes anhand von 16 gegensätzlichen Eigenschaftspaaren die Erstellung eines individuellen Polaritätenprofils. Mit dieser Form der jeweils aktuellen Zustands- und Befindlichkeitseinschätzung können Therapien evaluiert und Verläufe kontrolliert werden.

Bei jugendlichen Patientinnen mit Anorexia nervosa konnten für den FKAN faktoriell zwei Dimensionen ermittelt werden, die mit *Attraktivität* und *Massivität* bezeichnet sind. Die internen Konsistenzen sind mit Cronbachs Alpha = .93 für Attraktivität und Alpha = .81 sehr befriedigende Maße für die Reliabilität des Verfahrens. Die Veränderungssensibilität konnte in eigenen Untersuchungen zur Therapie- und Verlaufsevaluation nachgewiesen werden (Steinhausen & Vollrath, 1992; Steinhausen et al., 1993; Steinhausen & Seidel, 1994a).

Der FKAN ist unter den Materialien (vgl. M07) einschließlich des Auswertungsschlüssels dokumentiert.

## 3.2.5  FEK – Fragebogen zur Einstellung zum eigenen Körper

| Kurzbeschreibung | |
|---|---|
| Beurteiler: | Selbstbeurteilung durch Jugendliche und Erwachsene |
| Spezifität: | störungsspezifisch – Körperbildstörung |
| Altersbereich: | Jugend- und Erwachsenenalter |
| Quelle: | Bestandteil dieses Bandes (M08) |

Dieser von der Arbeitsgruppe von Vandereycken entwickelte Fragebogen und von Meermann und Vandereycken (1977) deutsch publizierte Fragebogen erfasst mit 20 Merkmalen das Körperselbstbild von Patienten mit Essstörungen. Auch dieser Fragebogen eignet sich ausschließlich zur individuellen Therapie- und Verlaufsevaluation im Sinne der ipsativen Messung.

Psychometrische Kennwerte liegen für den FEK nicht vor. Neben einer Bewertung auf der Stufe der einzelnen Merkmale lässt sich ein Gesamtwert für die gestörte Einstellung zum eigenen Körper errechnen. Hierfür müssen die Antwortstufen von immer (6) bis nie (0) gewichtet werden. Merkmal 9 muss in der Gewichtung invertiert werden.

# 3.3 Verfahren zur Fremdbeurteilung

## 3.3.1 FVAN – Fragebogen zur Verhaltensbeurteilung bei Anorexia nervosa

| Kurzbeschreibung | |
|---|---|
| Beurteiler: | Bezugspersonen eines Behandlungsteams |
| Spezifität: | störungsspezifisch – Anorexia nervosa |
| Altersbereich: | Kindes-, Jugend- und Erwachsenenalter |
| Quelle: | Bestandteil dieses Bandes (M09) Slade (1973), bearbeitet von Steinhausen |

Dieser Fragebogen basiert auf der direkten Verhaltensbeobachtung eines umschriebenen Zeitraums (die letzten 2 Tage) unter den Bedingungen einer stationären oder halbstationären Behandlung. Der Beobachter ist idealerweise die Bezugsperson des Patienten im Rahmen eines Behandlungsteams. Die Merkmale des zu beobachtenden Verhaltens werden lediglich als „vorhanden" oder „nicht vorhanden" erhoben und umfassen vor allem die zahlreichen Auffälligkeiten des Essverhaltens von Patienten mit Anorexia nervosa. Weitere Merkmale beziehen sich auf die gesteigerte motorische Aktivität.

In eigenen Studien des Autors erwies sich das Verfahren als veränderungssensibel, indem es die Veränderungen im Verhalten unter Therapie abbildete (Steinhausen et al., 1993, Steinhausen & Seidel, 1993a). Neben dem Vergleich einzelner Merkmale kann auch ein Gesamtwert im Therapieverlauf verglichen werden. Der FVAN ist nicht normiert, weil er sich nur auf eindeutig pathologische Verhaltensmerkmale bezieht. Er dient im Sinne der ipsativen Messung der Therapie- und Verlaufskontrolle bei einzelnen Patienten bzw. Patientengruppen.

## 3.3.2 FAPAN – Fragebogen für Angehörige von Patienten mit Anorexia nervosa

| Kurzbeschreibung | |
|---|---|
| Beurteiler: | Angehörige oder nahe Bezugspersonen des Patienten |
| Spezifität: | störungsspezifisch – Essstörungen |
| Altersbereich: | Jugend- und Erwachsenenalter |
| Quelle: | Bestandteil dieses Bandes (M10) |

Teilweise basierend auf den Merkmalen des Fragebogens von Slade (1973) und somit in Korrespondenz zum FVAN (M09) haben Vandereycken und Meermann (2003) den Fragebogen für Angehörige entwickelt. Dieser Fragebogen hat insofern einen Stellenwert in der Abklärung klinischer Zuweisungen bei Verdacht auf Anorexia nervosa, als von den Patienten speziell zu Beginn der Behandlung keine immer ehrliche Information über ihren abnormen Umgang mit Nahrung und Essen erwartet werden kann. Die Fremdbeurteilung durch die Angehörigen kann daher wertvolle Hinweise auf die gestörten Verhaltensweisen liefern.

Im Sinne eines Screenings ist der FAPAN mit einer Klassifizierung des Gesamtwertes versehen. Die Berechnung des Gesamtwertes mit Gewichtung der einzelnen Antworten wird in der Instruktion zum Fragebogen gegeben. Zugleich wird die Interpretation des Gesamtwertes mit der Aufforderung zu Maßnahmen und zwar ggf. zur Konsultation eines ärztlichen Experten verbunden. Auch der FAPAN eignet sich für die Verlaufs- und Therapieevaluation z. B. in der ambulanten Therapie oder der Nachsorge nach der stationären bzw. halbstationären Behandlung.

## 3.4 Kognitive Verhaltenstherapie

Als einziges Therapiemanual im deutschsprachigen Raum liegt das Programm zur kognitiven Verhaltenstherapie bei Anorexia und Bulimia nervosa von Jacobi, Thiel und Paul (2000) vor, das auf den Nachweisen zur Wirksamkeit kognitiver Verhaltenstherapie bei den Essstörungen speziell bei erwachsenen Patienten aufbaut. Eine Adaption für jugendliche Patienten liegt nicht vor. Die Schwerpunkte der Verhaltenstherapie von Anorexia und Bulimia nervosa gemäß diesem Programm sind in Tabelle 14 als Übersicht dargestellt.

**Tabelle 14:** Schwerpunkte der Verhaltenstherapie von Anorexia und Bulimia nervosa im Therapieprogramm von Jacobi, Thiel und Paul (2000)

| Ziele | Behandlungselemente |
|---|---|
| Stabilisierung des Gewichts und Normalisierung des Essverhaltens | – Informationsvermittlung<br>– Selbstbeobachtung<br>– Maßnahmen zur Gewichtsstabilisierung<br>– Einhalten vorgeschriebener Mahlzeiten<br>– Stimuluskontrolle<br>– Spezielle Techniken zur Reduktion von Heißhungeranfällen (HA) und Erbrechen (E)<br>– Kognitive Techniken |
| Bearbeitung der zu Gunde liegenden Konflikte | – Selbstbeobachtung<br>– Problemanalyse<br>– „goal-attainment-scaling"<br>– Spezifische Techniken, z. B.:<br>  – Soziales Kompetenztraining<br>  – Einbezug von Familie/Familientherapie/Familienberatung<br>  – Einbezug des Partners/Partnertherapie/Paarberatung |
| Verbesserung der Körperwahrnehmung und -akzeptanz | – Körperübungen, Körpererfahrung<br>– Kognitive Techniken |

Zu Beginn der Behandlung wird zunächst eine Klärung der Motivation vorgenommen. Die Bausteine der Therapie umfassen

– Informationsvermittlung, wobei ein Verständnis der Essstörung vermittelt werden soll,

– die Veränderung von Essverhalten und Gewicht, wobei die Selbstbeobachtung eine zentrale Rolle einnimmt, das Essverhalten modifiziert, Selbstbelohnung eingebaut und Verhaltensverträge zur Gewichtszunahme integriert werden,

– die Veränderung psychosozialer Konflikte, die mit dem gestörten Essverhalten einhergehen,

– die Veränderung der Körperschemastörung mit Elementen der psychomotorischen Therapie und schließlich

– die Stabilisierung und Rückfallprophylaxe.

Das Manual von Jacobi, Thiel und Paul (2000) ist in der stationären Therapie entwickelt worden. Es informiert über kritische Therapiesituationen, und schließt mit einer detaillierten Beschreibung der ambulanten Behandlungsstruktur für die Gruppenbehandlung mit maximal 10 Teilnehmerinnen in 20 Doppelstunden über etwa 4 Monate. Die erforderlichen Materialien und Fragebögen in Form von Arbeitsblättern sind im Anhang des Manuals dokumentiert.

# 4 Materialien

| Übersicht | |
|---|---|
| M01 | Anamnese und Befund bei Anorexia nervosa (ABAN) |
| M02 | Perzentilkurven für den Body Mass Index (kg/m$^2$): Mädchen 0 bis 18 Jahre |
| M03 | Perzentilkurven für den Body Mass Index (kg/m$^2$): Jungen 0 bis 18 Jahre |
| M04 | Strukturierte Verlaufsbeurteilungen der Anorexia nervosa (SVBAN) |
| M05 | Fragebogen zu Essgewohnheiten (FESG) |
| M06 | Fragebogen zur Einstellung zum Essen (EAT) |
| M07 | Fragebogen zum Körperbild bei der Anorexia nervosa (FKAN) |
| M08 | Fragebogen zur Einstellung zum eigenen Körper (FEK) |
| M09 | Fragebogen zur Verhaltensbeurteilung bei Anorexia nervosa (FVAN) |
| M10 | Fragebogen für Angehörige von Patienten mit Anorexia nervosa (FAPAN) |
| M11 | Informationsschrift zur Anorexia oder Magersucht |
| M12 | Verhaltensvertrag für die Behandlung der Essstörung |
| M13 | Essprotokoll |

| M01 | Anamnese und Befund bei der Anorexia nervosa (ABAN) von Steinhausen |
|---|---|

Name: _____  Vorname: _____

Geschlecht m/w: _____  Geburtsdatum: _____  Heutiges Datum: _____

## 1. Vorstellungsanlass und Zuweisungsmodus

## 2. Familienanamnese

2.1 Anamnestische Belastungen

(Angaben zu Krankheiten für einzelne Familienmitglieder; speziell zu Essstörungen, anderen psychischen Störungen und körperlichen Krankheiten)

2.2 Spezifische Belastungen

(Partnerprobleme der Eltern, Scheidung, Teilfamilie)

2.3 Geschwisterzahl und -position, Entwicklung und Probleme der Geschwister

2.4 Beurteilung von Familienstruktur/Interaktionen/Kommunikation

## 3. Eigenanamnese

3.1 Schwangerschaftskomplikationen

3.2 Geburtskomplikationen

3.3    Prämorbide Essstörungen im 1. Lebensjahr

3.4    Prämorbide Essstörungen in Kindheit/Adoleszenz

3.5    Prämorbides Übergewicht/Adipositas

3.6    Prämorbide psychopathologische Auffälligkeiten

3.7    Auslösende Ereignisse für die Anorexia nervosa

**4.    Klinisch-psychopathologischer Befund**

4.1    Alter bei Erkrankung

4.2    Prämorbides Gewicht (kg)

4.3    Aktuelles Gewicht (kg)

4.4    Körpergröße (cm)

4.5    Body Mass Index (absoluter Wert)

4.6 Body Mass Index (Perzentile)

4.7 Einstellung zu Essen/Nahrung/Gewicht

4.8 Körperwahrnehmung

4.9 Diät und selektives Essen

4.10 Periodische Überaktivität/Sport

4.11 Heißhungerattacken

4.12 Erbrechen

4.13 Laxantien/Diuretika/Emetika/Schilddrüsenhormone

4.14 Amenorrhö/Menstruationsanamnese

4.15 Komorbide Befunde
     Depressivität/Suizidalität/Zwanghaftigkeit

4.16  Aktuelle Medikation

4.17  Krankheitseinsicht und Leidensdruck

4.18  Veränderungsbedürfnis und Therapiemotivation

**5.    Psychosozialer Befund**

5.1   Prämorbide Persönlichkeit

5.2   Sozialkontakte mit Gleichaltrigen

5.3   Psychosexuelle Entwicklung und Identität

5.4   Schule, Beruf und Leistung

**6.    Diagnosen**

6.1   Subtyp der Anorexia nervosa
      (restriktiv, bulimisch, atypisch)

6.2   Komorbide psychische Störungen
      (speziell Depression, Zwangsstörung, Angststörung, Substanzmissbrauch,
      Persönlichkeitsstörung, Suizidalität)

| | |
|---|---|
| 6.3 | Komorbide körperliche Krankheiten |

| **7.** | **Therapieanamnese** |
|---|---|
| 7.1 | Ambulante Therapiemaßnahmen (Zeitpunkt, Dauer, Art, Erfolg) |
| 7.2 | Teilstationäre Therapiemaßnahmen (Zeitpunkt, Dauer, Art, Erfolg) |
| 7.3 | Stationäre Therapiemaßnahmen (Zeitpunkt, Dauer Art, Erfolg) |

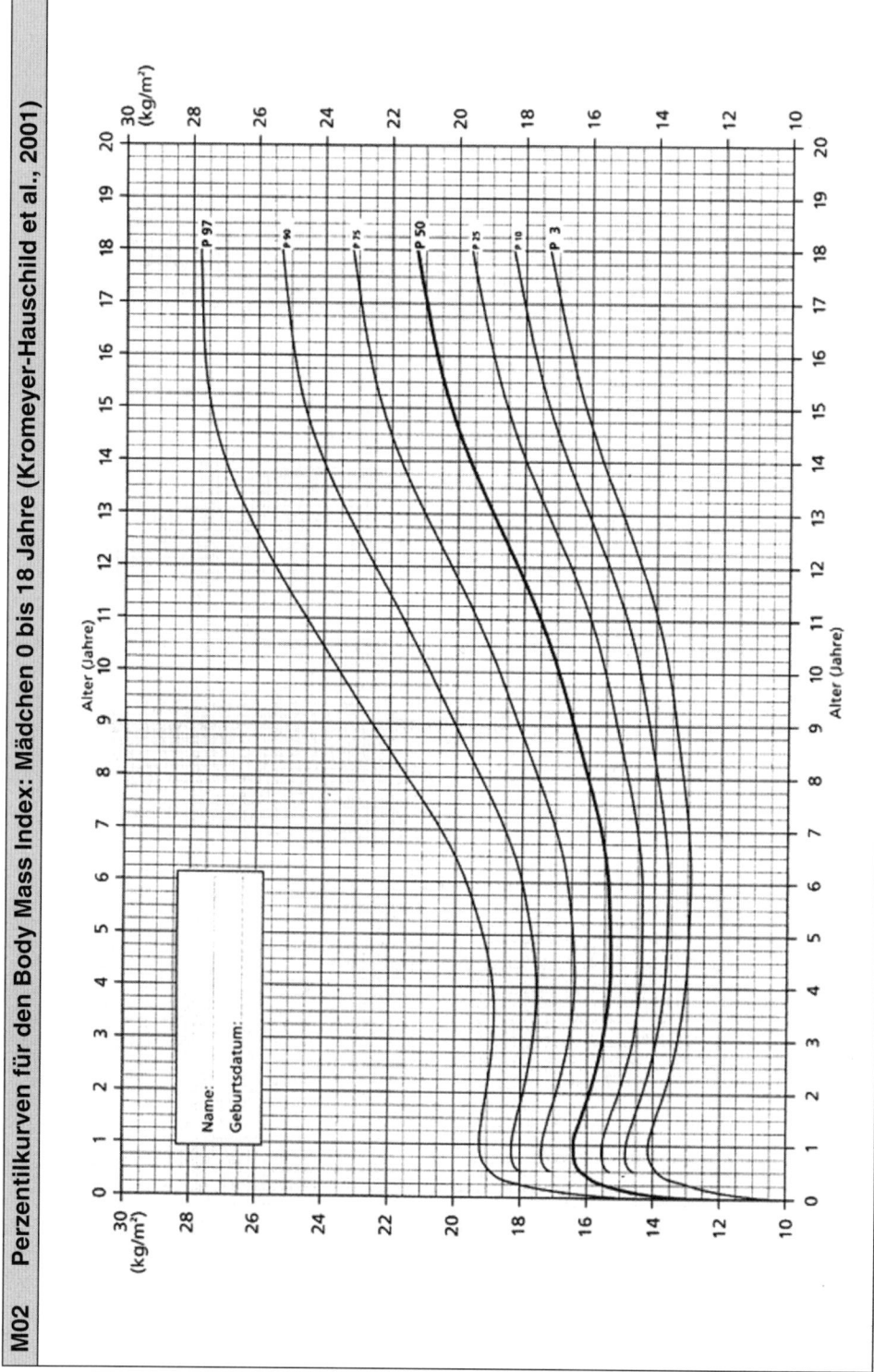

M02 Perzentilkurven für den Body Mass Index: Mädchen 0 bis 18 Jahre (Kromeyer-Hauschild et al., 2001)

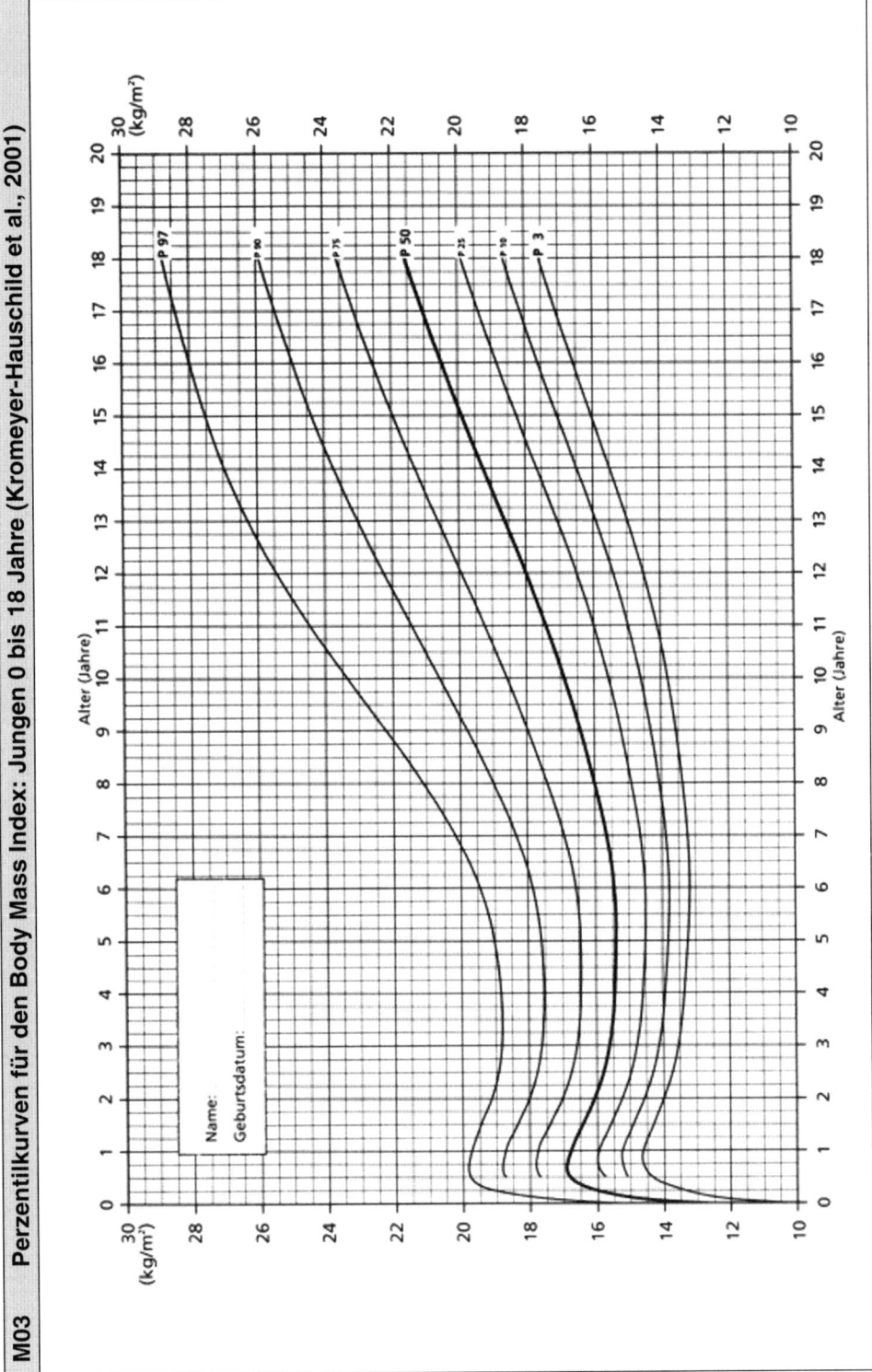

**M03** Perzentilkurven für den Body Mass Index: Jungen 0 bis 18 Jahre (Kromeyer-Hauschild et al., 2001)

| M04 | Strukturierte Verlaufsbeurteilung der Anorexia nervosa (SVBAN) von Steinhausen | |
|---|---|---|

Name_____ Vorname_____

Geburtsdatum_____ Nachuntersuchung_____

| 1 | **Reduktion der Nahrungsaufnahme**<br>**1** nicht, **2** leicht (Diät innerhalb normaler Grenzen), **3** mäßig (abnorme Nahrungsreduktion, jedoch nicht anorektisch), **4** anorektisch | \|_\| |
|---|---|---|
| 2 | **Erbrechen**<br>**1** fehlt, **2** gelegentlich (< 1/Mo), **3** mäßig/phasenhaft, **4** ausgeprägt (≥ 2/Wo) | \|_\| |
| 3 | **Heißhungerphasen**<br>**1** fehlt, **2** gelegentlich (≤ 1/mo), **3** mäßig/phasenhaft, **4** ausgeprägt (≥ 2/Wo) | \|_\| |
| 4 | **Laxantiengebrauch**<br>**1** fehlt, **2** gelegentlich (≤ 1/mo), **3** mäßig/phasenhaft, **4** regelmäßig | \|_\| |
| 5 | **Menstruation**<br>**1** regulär zyklisch, **2** zwischenzeitlich, **3** gelegentlich und irregulär, **4** fehlend | \|_\| |
| 6 | **Einstellung zur Sexualität**<br>**1** Freude, **2** leichte Ambivalenz, **3** ausgeprägte Ambivalenz, **4** Vermeidung | \|_\| |
| 7 | **Aktives Sexualverhalten**<br>**1** regelmäßig, **2** gelegentlich, **3** selten, **4** Vermeidung | \|_\| |
| 8 | **Beziehung zur Herkunftsfamilie**<br>**1** befriedigend, **2** indifferent, **3** unbefriedigend, **4** sehr unbefriedigend mit Vermeidung | \|_\| |
| 9 | **Entwicklung von Unabhängigkeit von der Familie**<br>**1** befriedigend, **2** indifferent, **3** unbefriedigend, **4** sehr unbefriedigend | \|_\| |
| 10 | **Soziale Kontakte außerhalb des Hauses**<br>**1** befriedigend, **2** indifferent, **3** unbefriedigend, **4** keine | \|_\| |
| 11 | **Beschäftigungsverhältnis/Schulbesuch**<br>**1** regelmäßig und effizient, **2** regelmäßig, aber mit Leistungen unter Potenzial, **3** häufige Abwesenheit und/oder mäßige Leistung, **4** keine Arbeit/kein Schulbesuch möglich | \|_\| |
| 12 | **Partnerschaft und Familie**<br>**1** Eigene Familie, **2** Ehemann/Partner, **3** feste Partnerschaft/getrenntes Wohnen, **4** in Wohngemeinschaft, **6** in der Herkunftsfamilie | \|_\| |
| 13 | **Aktuelles Gewicht** (in kg) | \|_\|_\| |
| 14 | **Körpergröße** (in cm) | \|_\|_\|_\| |
| 15 | **BMI absolut** | \|_\|_\| |
| 16 | **BMI-Perzentil** | \|_\|_\| |
| 17 | **Erneute Menstruation seit** (Mo/Jahr) | \|_\|_\|_\|_\| |

| 18 | **Diagnostische Klassifikation bei Nachuntersuchung** | |_| |
|---|---|---|
| | 1  Anorexia nervosa, restriktive Form | |
| | 2  Anorexia nervosa, bulimische Form | |
| | 3  Bulimia nervosa | |
| | 4  Atypische Anorexia nervosa | |
| | 5  Atypische Bulimia nervosa | |
| | 6  Adipositas | |
| | 7  Gesund | |
| 19 | **Verlaufstyp** | |_| |
| | **1** akut, **2** einfach chronisch, **3** chronisch rezidivierend, **4** chronisch persistierend | |
| 20 | **Komorbide psychische Störung** | |
| | 1  Affektive Störung | |_| |
| | 2  Zwangsstörung | |_| |
| | 3  Angststörung | |_| |
| | 4  Substanzmissbrauchsstörung | |_| |
| | Andere: _____ | |
| 21 | **Psychiatrische Gesamtbeurteilung** | |_| |
| | **1** unauffällig, **2** leicht auffällig, keine Behandlungsnotwendigkeit, **3** deutlich auffällig, ambulante Therapieindikation, **4** stark auffällig, stationäre Therapieindikation | |

| **M05** | **Fragebogen zu Essgewohnheiten (FESG)[1] von Steinhausen** |
| --- | --- |

Die folgenden Fragen beschäftigen sich mit Essgewohnheiten und Einstellungen zur Ernährung. Sie beziehen sich nur auf die *letzten 6 Monate*. Lies bitte jede Frage sorgfältig durch und beantworte jede Frage.

1 a. Wieviel kg wiegst du zur Zeit? Ich wiege I__II__I kg.
(Wenn du es nicht genau weißt, gib die genaueste Schätzung an!)

1 b. Und wie groß bist du (in cm)? Ich bin I__II__II__I cm groß.

2.   Hattest du Angst, dass du zu schwer oder zu dick werden würdest?

| nie | selten | manchmal | oft | sehr oft | jeden Tag |
| --- | --- | --- | --- | --- | --- |
| ☐ | ☐ | ☐ | ☐ | ☐ | ☐ |

3.   Hast du so viel über Nahrungsmittel und Kalorien nachgedacht, dass du dich gar nicht mehr auf andere Dinge wie Lesen, Fernsehen, Unterhaltung konzentrieren konntest?

| nie | selten | manchmal | oft | sehr oft | jeden Tag |
| --- | --- | --- | --- | --- | --- |
| ☐ | ☐ | ☐ | ☐ | ☐ | ☐ |

4.   Hast du mit Absicht versucht, das Essen einzuschränken oder bestimmte Speisen nicht mehr zu essen oder hast du die Kalorien gezählt, um deine Figur und dein Gewicht zu beeinflussen?

| nie | selten | manchmal | oft | sehr oft | jeden Tag |
| --- | --- | --- | --- | --- | --- |
| ☐ | ☐ | ☐ | ☐ | ☐ | ☐ |

5.   Hast du Sport, Gymnastik oder andere körperliche Aktivitäten betrieben, um deine Figur und dein Gewicht zu kontrollieren?

| nie | selten | manchmal | oft | sehr oft | jeden Tag |
| --- | --- | --- | --- | --- | --- |
| ☐ | ☐ | ☐ | ☐ | ☐ | ☐ |

6.   Hast du appetithemmende oder harntreibende Medikamente eingenommen, um deine Figur oder dein Gewicht zu kontrollieren?

| nie | selten | manchmal | oft | sehr oft | jeden Tag |
| --- | --- | --- | --- | --- | --- |
| ☐ | ☐ | ☐ | ☐ | ☐ | ☐ |

7.   Hast du Abführmittel genommen, um deine Figur oder dein Gewicht zu kontrollieren?

| nie | selten | manchmal | oft | sehr oft | jeden Tag |
| --- | --- | --- | --- | --- | --- |
| ☐ | ☐ | ☐ | ☐ | ☐ | ☐ |

8.   Hattest du in den letzten 6 Monaten Heißhungeranfälle mit dem Gefühl, dass du diese Anfälle weder verhindern noch beenden konntest, wenn sie erst einmal begonnen hatten?

| nie | selten | manchmal | oft | sehr oft | jeden Tag |
| --- | --- | --- | --- | --- | --- |
| ☐ | ☐ | ☐ | ☐ | ☐ | ☐ |

9.   Wie häufig hast du dich beim Essen wegen deiner Figur oder deinem Gewicht geschämt? (Zähle keine „Heißhungeranfälle"!)

| nie | selten | manchmal | oft | sehr oft | jeden Tag |
| --- | --- | --- | --- | --- | --- |
| ☐ | ☐ | ☐ | ☐ | ☐ | ☐ |

10.  Kreuze bitte an, wie dünn du sein möchtest:

| gar nicht | ein wenig | ziemlich | sehr |
| --- | --- | --- | --- |
| ☐ | ☐ | ☐ | ☐ |

[1] dt. Modifizierung des Eating Disorders Examination Questionnaire von Beglin und Fairburn (1992)

11. Hast du in den letzten 4 Wochen bei dir Erbrechen ausgelöst, um deine Figur oder dein Gewicht zu kontrollieren?

An wie vielen Tagen kam das in den letzten 4 Wochen vor?

nein     ja

☐     ☐     An |__||__| Tagen.

12. *Nur Mädchen:* Seit welchem Alter hast du deine Menstruation?

noch nicht     Seit dem Alter von |__||__| Jahren.

☐

13. *Nur Mädchen:* Wie viele Menstruationsblutungen hast du in den letzten 3 Monaten gehabt?

keine     einmal     zweimal     dreimal

☐     ☐     ☐     ☐

14. *Nur Mädchen:* Hast du in diesen 3 Monaten die Pille (Antibabypille) genommen?

nein     ja

☐     ☐

| M06 | Fragebogen zur Einstellung zum Essen (EAT) von Garner und Garfinkel, übersetzt von Steinhausen |
| --- | --- |

Name ID-Nummer |__|__|__|__|__|__|

Heutiges Datum |__|__|__| |__|__| |__|__|__|__|   Geburtsdatum |__|__|__| |__|__| |__|__|__|__|

**Anleitung**

Bitte kreuze bei jeder der folgenden Stellungnahmen die jeweils für dich zutreffende Antwort an. Die meisten Fragen beziehen sich auf Essen und Nahrung. Bitte beantworte jede Feststellung sehr sorgfältig. Vielen Dank!

| | immer | meis-tens | oft | manch-mal | selten | nie |
| --- | --- | --- | --- | --- | --- | --- |
| 1. Ich esse gerne mit anderen Menschen zusammen | ☐ | ☐ | ☐ | ☐ | ☐ | ☐ |
| 2. Ich bereite Mahlzeiten für andere zu, esse aber nicht, was ich koche | ☐ | ☐ | ☐ | ☐ | ☐ | ☐ |
| 3. Ich werde vor dem Essen ängstlich | ☐ | ☐ | ☐ | ☐ | ☐ | ☐ |
| 4. Ich bin sehr besorgt, übergewichtig zu sein | ☐ | ☐ | ☐ | ☐ | ☐ | ☐ |
| 5. Ich vermeide Essen, wenn ich hungrig bin | ☐ | ☐ | ☐ | ☐ | ☐ | ☐ |
| 6. Ich merke, dass ich mich hauptsächlich mit Nahrung befasse | ☐ | ☐ | ☐ | ☐ | ☐ | ☐ |
| 7. Ich esse heißhungrig, wobei ich das Gefühl habe, nicht mehr aufhören zu können | ☐ | ☐ | ☐ | ☐ | ☐ | ☐ |
| 8. Ich schneide meine Nahrung in kleine Stücke | ☐ | ☐ | ☐ | ☐ | ☐ | ☐ |
| 9. Ich achte auf den Kaloriengehalt der Nahrung, die ich esse | ☐ | ☐ | ☐ | ☐ | ☐ | ☐ |
| 10. Ich vermeide Nahrung mit hohem Kohlehydratgehalt (z.B. Brot, Kartoffeln, Reis usw.) ganz besonders | ☐ | ☐ | ☐ | ☐ | ☐ | ☐ |
| 11. Nach dem Essen fühle ich mich wie aufgeblasen | ☐ | ☐ | ☐ | ☐ | ☐ | ☐ |
| 12. Ich merke, dass andere es lieber sähen, wenn ich mehr essen würde | ☐ | ☐ | ☐ | ☐ | ☐ | ☐ |
| 13. Ich erbreche nach der Mahlzeit | ☐ | ☐ | ☐ | ☐ | ☐ | ☐ |
| 14. Ich fühle mich nach dem Essen entsetzlich schuldig | ☐ | ☐ | ☐ | ☐ | ☐ | ☐ |
| 15. Ich befasse mich sehr mit dem Wunsch, dünner zu sein | ☐ | ☐ | ☐ | ☐ | ☐ | ☐ |
| 16. Ich mache intensive körperliche Übungen, um Kalorien zu verbrauchen | ☐ | ☐ | ☐ | ☐ | ☐ | ☐ |
| 17. Ich wiege mich mehrmals am Tag | ☐ | ☐ | ☐ | ☐ | ☐ | ☐ |
| 18. Ich habe sehr gern anliegende Kleidung | ☐ | ☐ | ☐ | ☐ | ☐ | ☐ |
| 19. Ich esse gerne Fleisch | ☐ | ☐ | ☐ | ☐ | ☐ | ☐ |

|  | immer | meistens | oft | manchmal | selten | nie |
|---|:---:|:---:|:---:|:---:|:---:|:---:|
| 20. Ich erwache früh am Morgen | ☐ | ☐ | ☐ | ☐ | ☐ | ☐ |
| 21. Ich esse jeden Tag dieselbe Nahrung | ☐ | ☐ | ☐ | ☐ | ☐ | ☐ |
| 22. Ich denke an den Kalorienverbrauch, wenn ich körperliche Übungen mache | ☐ | ☐ | ☐ | ☐ | ☐ | ☐ |
| 23. Ich habe eine regelmäßige Monatsblutung | ☐ | ☐ | ☐ | ☐ | ☐ | ☐ |
| 24. Andere Leute halten mich für zu dünn | ☐ | ☐ | ☐ | ☐ | ☐ | ☐ |
| 25. Ich beschäftige mich vornehmlich mit dem Gedanken zu viel Fett am Körper zu haben | ☐ | ☐ | ☐ | ☐ | ☐ | ☐ |
| 26. Für die Mahlzeiten brauche ich mehr Zeit als andere | ☐ | ☐ | ☐ | ☐ | ☐ | ☐ |
| 27. Ich esse gerne in Restaurants | ☐ | ☐ | ☐ | ☐ | ☐ | ☐ |
| 28. Ich nehme Abführmittel | ☐ | ☐ | ☐ | ☐ | ☐ | ☐ |
| 29. Ich meide Nahrung mit Zucker | ☐ | ☐ | ☐ | ☐ | ☐ | ☐ |
| 30. Ich halte Diät | ☐ | ☐ | ☐ | ☐ | ☐ | ☐ |
| 31. Ich meine, dass Nahrung mein Leben kontrolliert | ☐ | ☐ | ☐ | ☐ | ☐ | ☐ |
| 32. Ich zeige hinsichtlich der Nahrung Selbstkontrolle | ☐ | ☐ | ☐ | ☐ | ☐ | ☐ |
| 33. Ich habe das Gefühl, das andere mich zum Essen drängen | ☐ | ☐ | ☐ | ☐ | ☐ | ☐ |
| 34. Ich verwende zu viel Zeit und Gedanken für Nahrung | ☐ | ☐ | ☐ | ☐ | ☐ | ☐ |
| 35. Ich leide unter Verstopfung | ☐ | ☐ | ☐ | ☐ | ☐ | ☐ |
| 36. Nach dem Essen von Süßigkeiten fühle ich mich unbehaglich | ☐ | ☐ | ☐ | ☐ | ☐ | ☐ |
| 37. Ich engagiere mich für Diät halten | ☐ | ☐ | ☐ | ☐ | ☐ | ☐ |
| 38. Meinen Magen habe ich gerne leer | ☐ | ☐ | ☐ | ☐ | ☐ | ☐ |
| 39. Es macht mir Spaß, neue reichhaltige Nahrung zu probieren | ☐ | ☐ | ☐ | ☐ | ☐ | ☐ |
| 40. Nach dem Essen verspüre ich den Drang zu erbrechen | ☐ | ☐ | ☐ | ☐ | ☐ | ☐ |

| Zuordnung der Merkmale zu den Skalen des EAT und Schlüsselrichtung für die Gewichtung der Merkmale | |
|---|---|
| **DIÄT** | |
| 4. Ich bin sehr besorgt, übergewichtig zu sein | ( 3 = immer ) |
| 9. Ich achte auf den Kaloriengehalt der Nahrung, die ich esse | ( 3 = immer ) |
| 10. Ich vermeide Nahrung mit hohem Kohlenhydratgehalt (z. B. Brot, Kartoffeln, Reis usw.) | ( 3 = immer ) |
| 14. Ich fühle mich nach dem Essen entsetzlich schuldig | ( 3 = immer ) |
| 15. Ich befasse mich sehr mit dem Wunsch, dünner zu sein | ( 3 = immer ) |
| 22. Ich denke an den Kalorienverbrauch, wenn ich körperliche Übungen mache | ( 3 = immer ) |
| 25. Ich beschäftige mich vornehmlich mit dem Gedanken, zu viel Fett am Körper zu haben. | ( 3 = immer ) |
| 29. Ich meide Nahrung mit Zucker | ( 3 = immer ) |
| 30. Ich halte Diät | ( 3 = immer ) |
| 36. Nach dem Essen von Süßigkeiten fühle ich mich unbehaglich | ( 3 = immer ) |
| 37. Ich engagiere mich für Diät halten | ( 3 = immer ) |
| 38. Meinen Magen habe ich gern leer | ( 3 = immer ) |
| 39. Es macht mir Spaß, neue reichhaltige Nahrung zu probieren | ( 3 = immer ) |
| **BULIMIE** | |
| 6. Ich bemerke, dass ich mich hauptsächlich mit Nahrung befasse | ( 3 = immer ) |
| 7. Ich esse heißhungrig, wobei ich das Gefühl habe, nicht mehr aufhören zu können. | ( 3 = immer ) |
| 13. Ich erbreche nach der Mahlzeit | ( 3 = immer ) |
| 31. Ich meine, dass Nahrung mein Leben kontrolliert | ( 3 = immer ) |
| 34. Ich verwende zu viel Zeit und Gedanken für Nahrung | ( 3 = immer ) |
| 40. Nach dem Essen verspüre ich den Drang, zu erbrechen | ( 3 = immer ) |
| **ORALE KONTROLLE** | |
| 5. Ich vermeide Essen, wenn ich hungrig bin | ( 3 = immer ) |
| 8. Ich schneide meine Nahrung in kleine Stücke | ( 3 = immer ) |
| 12. Ich merke, dass andere es lieber sähen, wenn ich mehr essen würde | ( 3 = immer ) |
| 24. Andere Leute halten mich für zu dünn | ( 3 = immer ) |
| 26. Für die Mahlzeiten brauche ich mehr Zeit als andere | ( 3 = immer ) |
| 32. Ich zeige hinsichtlich der Nahrung Selbstkontrolle | ( 3 = immer ) |
| 33. Ich habe das Gefühl, dass andere mich zum Essen drängen | ( 3 = immer ) |
| **MERKMALE OHNE ZUORDNUNG ZU EINER SKALA** | |
| 1. Ich esse gerne mit anderen Menschen zusammen | ( 3 = nie) |
| 2. Ich bereite Mahlzeiten für andere zu, esse aber nicht, was ich koche | ( 3 = immer ) |
| 3. Ich werde vor dem Essen ängstlich | ( 3 = immer ) |
| 11. Nach dem Essen fühle ich mich wie aufgeblasen | ( 3 = immer ) |
| 16. Ich mache intensive körperliche Übungen, um Kalorien zu verbrauchen | ( 3 = immer ) |
| 17. Ich wiege mich mehrmals am Tag | ( 3 = immer ) |
| 18. Ich habe sehr gern anliegende Kleidung | ( 3 = nie) |

| 19. | Ich esse gern Fleisch | ( 3 = nie) |
| 20. | Ich erwache früh am Morgen | ( 3 = immer) |
| 21. | Ich esse jeden Tag dieselbe Nahrung | ( 3 = immer) |
| 23. | Ich habe eine regelmäßige Monatsblutung | ( 3 = nie) |
| 27. | Ich esse gerne in Restaurants | ( 3 = nie) |
| 28. | Ich nehme Abführmittel | ( 3 = immer) |
| 35. | Ich leide unter Verstopfung | ( 3 = immer) |

Die Gewichtung der Antworten erfolgt nach folgendem Schlüssel:

    3 = immer        2 = meistens        1 = oft        0 = manchmal, selten, nie

Bei invertierten Merkmalen nach dem folgenden Schlüssel:

    3= nie        2 = selten        1 = manchmal        0 = oft, meistens, immer

## M07 Fragebogen zum Körperbild bei der Anorexia nervosa (FKAN) von Halmi et al., bearbeitet von Steinhausen

Name:_____ geb.:_____ Datum:_____

Bitte beurteile deinen Körper anhand von gegensätzlichen Paaren von Eigenschaftswörtern. Kreuze bitte für jedes Paar von Eigenschaftswörtern unterhalb der Zahlen 1 bis 7 deine Beurteilung zwischen den beiden Begriffen an.

*Beispiel:*

### Moderne Kunst

|  | 1 | 2 | 3 | 4 | 5 | 6 | 7 |  |
|---|---|---|---|---|---|---|---|---|
| schön | – | X | – | – | – | – | – | hässlich |

Bei dieser Beurteilung wurde Moderne Kunst als ziemlich schön empfunden.

### Mein Körper jetzt

|  |  | 1 | 2 | 3 | 4 | 5 | 6 | 7 |  |
|---|---|---|---|---|---|---|---|---|---|
| 1 | fett | – | – | – | – | – | – | – | dünn |
| 2 | hübsch | – | – | – | – | – | – | – | hässlich |
| 3 | erwünscht | – | – | – | – | – | – | – | unerwünscht |
| 4 | schmutzig | – | – | – | – | – | – | – | sauber |
| 5 | weich | – | – | – | – | – | – | – | hart |
| 6 | proportioniert | – | – | – | – | – | – | – | unproportioniert |
| 7 | leicht | – | – | – | – | – | – | – | schwer |
| 8 | kräftig | – | – | – | – | – | – | – | schwach |
| 9 | angenehm | – | – | – | – | – | – | – | unangenehm |
| 10 | zerbrechlich | – | – | – | – | – | – | – | massiv |
| 11 | anziehend | – | – | – | – | – | – | – | abstoßend |
| 12 | groß | – | – | – | – | – | – | – | klein |
| 13 | passiv | – | – | – | – | – | – | – | aktiv |
| 14 | fest | – | – | – | – | – | – | – | wabbelig |
| 15 | schlecht | – | – | – | – | – | – | – | gut |
| 16 | unbequem | – | – | – | – | – | – | – | bequem |

Faktorenanalysen haben zwei Dimensionen ergeben: *Attraktivität* und *Massivität*.

Die entsprechenden Skalen setzen sich aus den folgenden Merkmalen zusammen (*Merkmalsinversionen):

1. Attraktivität: 2*, 3*, 6*, 9*, 13, 15, 16
2. Massivität: 1*, 4*, 5*, 7, 8*, 10, 14

## M08          Fragebogen zur Einstellung zum eigenen Körper (FEK)[1]

Dieser Fragebogen soll erfassen, welche Einstellungen und Gefühle du deinem eigenen Körper entgegenbringst. Du wirst gebeten, bei jeder der folgenden Aussagen anzugeben, ob die Feststellung in der letzten Zeit deinem Gefühl entspricht. Bitte mach ein Kreuz in der entsprechenden Spalte: immer, meistens, häufig, manchmal, selten oder nie. Bitte versuche so ehrlich und spontan wie möglich zu antworten und lass keine Frage aus. Deine Angaben bleiben streng geheim.

Name: _____          Datum: _____

|  |  | immer | meis-tens | häu-fig | manch-mal | selten | nie |
|---|---|---|---|---|---|---|---|
| 1. | Wenn ich mich mit Gleichaltrigen vergleiche, fühle ich mich über meinen Körper unzufrieden. | ( ) | ( ) | ( ) | ( ) | ( ) | ( ) |
| 2. | Mein Körper erscheint mir wie ein gefühlloser Gegenstand. | ( ) | ( ) | ( ) | ( ) | ( ) | ( ) |
| 3. | Meine Hüften erscheinen mir als zu breit. | ( ) | ( ) | ( ) | ( ) | ( ) | ( ) |
| 4. | Ich fühle mich in meinem eigenen Körper zuhause. | ( ) | ( ) | ( ) | ( ) | ( ) | ( ) |
| 5. | Ich wünsche mir sehr stark, schlanker zu sein. | ( ) | ( ) | ( ) | ( ) | ( ) | ( ) |
| 6. | Ich finde meinen Brustumfang zu groß. | ( ) | ( ) | ( ) | ( ) | ( ) | ( ) |
| 7. | Ich neige dazu, meinen Körper zu verstecken (z. B. durch weite Kleidung). | ( ) | ( ) | ( ) | ( ) | ( ) | ( ) |
| 8. | Wenn ich mich im Spiegel betrachte, fühle ich mich über meinen Körper unzufrieden. | ( ) | ( ) | ( ) | ( ) | ( ) | ( ) |
| 9. | Ich kann mich körperlich sehr leicht entspannen. | ( ) | ( ) | ( ) | ( ) | ( ) | ( ) |
| 10. | Ich finde mich selbst zu dick. | ( ) | ( ) | ( ) | ( ) | ( ) | ( ) |
| 11 | Ich empfinde meinen Körper als eine Last, die ich mit mir herumtragen muss. | ( ) | ( ) | ( ) | ( ) | ( ) | ( ) |
| 12. | Mein Körper stellt für mich eine Bedrohung dar. | ( ) | ( ) | ( ) | ( ) | ( ) | ( ) |
| 13. | Bestimmte Teile meines Körpers erscheinen mir aufgequollen. | ( ) | ( ) | ( ) | ( ) | ( ) | ( ) |
| 14. | Mein Körper stellt für mich eine Bedrohung dar. | ( ) | ( ) | ( ) | ( ) | ( ) | ( ) |
| 15. | Mein Äußeres ist mir sehr wichtig. | ( ) | ( ) | ( ) | ( ) | ( ) | ( ) |
| 16. | Mein Bauch sieht aus, als ob ich schwanger bin. | ( ) | ( ) | ( ) | ( ) | ( ) | ( ) |
| 17. | Ich fühle eine Unruhe in meinem Körper. | ( ) | ( ) | ( ) | ( ) | ( ) | ( ) |
| 18. | Ich beneide andere um ihre Figur. | ( ) | ( ) | ( ) | ( ) | ( ) | ( ) |
| 19. | In meinem Körper spielen sich Vorgänge ab, die mich ängstigen. | ( ) | ( ) | ( ) | ( ) | ( ) | ( ) |
| 20. | Ich überwache mein Äußeres im Spiegel. | ( ) | ( ) | ( ) | ( ) | ( ) | ( ) |

[1] Meermann, Vandereycken, Therapie der Magersucht und Bulimia nervosa. Berlin, New York: de Gruyter 1987

## M09 Fragebogen zur Verhaltensbeurteilung bei Anorexia nervosa (FVAN) von P. Slade (1973), bearbeitet von H.-C. Steinhausen

Name: _____     Datum: _____

Beurteiler: _____

**Anweisung:**
Die folgenden Merkmale bitte nur auf Grund von Beobachtungen auf der Station, im Zimmer und beim Essen in den letzten 2 Tagen beantworten. „Ja" nur ankreuzen, wenn das Ereignis selbst beobachtet wurde, nicht auf Grund vom Hörensagen. Wenn das Ereignis nur vom Hörensagen bekannt ist, wird „Nein" angekreuzt.

|  |  | Nein | Ja |
|---|---|---|---|
| 1. | Zögert so lange wie möglich, zum Esstisch zu kommen | ( ) | ( ) |
| 2. | Zeigt beim Essen deutliche Zeichen von Spannung | ( ) | ( ) |
| 3. | Zeigt beim Essen zunehmende Aggressivität (gegenüber Personal oder Nahrung) | ( ) | ( ) |
| 4. | Beginnt das Essen durch Zerschneiden der Nahrung in kleine Stücke | ( ) | ( ) |
| 5. | Klagt über zu viel oder zu kalorienreiche Nahrung | ( ) | ( ) |
| 6. | Zeigt stark ausgeprägte Mäkeligkeit | ( ) | ( ) |
| 7. | Feilscht wegen der Nahrung (z. B. „Ich werde dies essen, wenn ich das nicht essen muss") | ( ) | ( ) |
| 8. | Stochert im Essen herum (z. B. isst das Innere von Kartoffeln oder Kuchen, lässt Krusten liegen) | ( ) | ( ) |
| 9. | Erbricht nach dem Essen | ( ) | ( ) |
| 10. | Versteckt Nahrung in Servietten, Taschen, Kleidung | ( ) | ( ) |
| 11. | Lässt Nahrung aus dem Fenster heraus, in Ascheimer, Spülen oder Toiletten verschwinden | ( ) | ( ) |
| 12. | Versteckt Nahrung im eigenen Zimmer (z. B. in der Schublade, Blumenvasen) | ( ) | ( ) |
| 13. | Zerkrümelt Kekse in ihrem Einwickelpapier | ( ) | ( ) |
| 14. | Reibt Nahrung in die Kleidung oder verschüttet Flüssigkeit über die eine Kleidung | ( ) | ( ) |
| 15. | Lässt einzelne Nahrungsbissen auf den Boden fallen, z. B. Erbsen | ( ) | ( ) |
| 16. | Gebraucht ständig Abführmittel oder versucht, an Abführmittel heranzukommen | ( ) | ( ) |
| 17. | Steht so viel wie möglich, statt zu sitzen | ( ) | ( ) |
| 18. | Geht oder läuft umher, wann immer es möglich ist | ( ) | ( ) |
| 19. | Ist so aktiv und eifrig wie möglich (z. B. Geschirrspülen, eigenes Zimmer putzen usw.) | ( ) | ( ) |
| 20. | Wählt bei Wahlmöglichkeit die anstrengendere Aktivität (z. B. eher Tischtennis als Fernsehen) | ( ) | ( ) |
| 21. | Macht unnötige Wege, um zusätzliche körperliche Bewegung zu haben. | ( ) | ( ) |
| 22. | Bewegt sich, wann immer möglich, körperlich (z. B. Kniebeugen usw.) | ( ) | ( ) |

## M10 Fragebogen für Angehörige von Patienten mit Anorexia nervosa (FAPAN) von Meermann und Vandereycken

Name _____

Beurteiler _____ Datum _____

**Anleitung:**

Angehörige und Freunde von Patienten mit Anorexia nervosa merken relativ schnell, dass mit dem Essverhalten der Betroffenen etwas nicht in Ordnung ist, während diese selbst das Problem häufig abstreiten, herunterspielen oder zu verbergen versuchen. Zwar sollte man nicht den Detektiv spielen oder die Situation aufbauschen; aber es hat auch keinen Zweck, vorzugeben, alles sei in Ordnung, während man gleichzeitig verschiedene merkwürdige Dinge feststellt.

Mit Hilfe des folgenden Fragebogens kann man feststellen, ob genügend Anhaltspunkte dafür vorliegen, dass die Person, um die es geht, möglicherweise an einer Essstörung leidet.

Überprüfen Sie, ob die folgenden Aussagen zutreffen, und bewerten Sie jede Ja-Antwort mit 2 Punkten und jede Nein-Antwort mit 0 Punkten. Fällt die Entscheidung schwer (ist die Aussage mehr oder weniger bzw. nur vermutlich zutreffend), wird 1 Punkt gegeben. Addieren Sie die Punkte und interpretieren Sie das Ergebnis wie folgt:

| | |
|---|---|
| 0-12 | Höchstwahrscheinlich ist (zurzeit) alles in Ordnung. |
| 11-20 | Wahrscheinlich gibt es derzeit keinen Grund zur Beunruhigung, der Test sollte jedoch innerhalb von zwei Monaten wiederholt werden. |
| 21-30 | Die Annahme, dass eine Essstörung vorliegt, ist möglicherweise begründet. Es wäre bestimmt nicht falsch, sich an einen Arzt oder einen anderen Fachmann zu wenden. |
| 31-60 | Es besteht zweifellos eine schwere Essstörung, die so bald wie möglich von einem Experten behandelt werden sollte. |

*Beachten Sie:* Eine Diagnose kann per Fragebogen nicht gestellt werden. Dies kann nur eine ausgebildete Person tun. Bitte beantworten Sie nun die folgenden Fragen:

| | | Ja | Nein |
|---|---|---|---|
| 1 | Vermeidet gemeinsame Mahlzeiten mit anderen oder erscheint so spät wie möglich am Tisch | 2 | 0 |
| 2. | Ist während der Mahlzeiten sichtlich angespannt | 2 | 0 |
| 3. | Reagiert während der Mahlzeiten gereizt oder aggressiv | 2 | 0 |
| 4. | Schneidet zunächst das Essen in kleine Stücke | 2 | 0 |
| 5. | Beschwert sich über „zu viel" oder „zu fettes" Essen | 2 | 0 |
| 6. | Hat bestimmte „Ess-Spleens" (will immer etwas ganz Besonderes) | 2 | 0 |
| 7. | Versucht, in Bezug auf das Essen zu verhandeln (z.B. „Gut, ich esse das hier, wenn ich das da nicht zu essen brauche") | 2 | 0 |
| 8. | Stochert im Essen herum oder isst sehr langsam | 2 | 0 |
| 9. | Isst vorzugsweise Diätprodukte (mit wenig Kalorien) | 2 | 0 |
| 10. | Hilft gerne in der Küche und kocht gerne, probiert und isst aber kaum | 2 | 0 |
| 12. | Übergibt sich nach Mahlzeiten | 2 | 0 |
| 13. | Lässt bei den Mahlzeiten Essen in Taschentüchern, der Kleidung oder in der Handtasche verschwinden | 2 | 0 |

| 14. | Wirft heimlich Nahrungsmittel weg (nach draußen, in den Abfalleimer oder in die Toilette oder den Ausguss) | 2 | 0 |
|---|---|---|---|
| 15. | Versteckt  oder hortet Lebensmittel oder Süßigkeiten | 2 | 0 |
| 16. | Isst allein, heimlich oder zu ungewöhnlichen Zeiten (beispielsweise sehr früh am Morgen oder sehr spätabends) | 2 | 0 |
| 17. | Macht ungern Besuche und geht ungern auf Partys (weil sie dort „verpflichtet" wäre, zu essen) | 2 | 0 |
| 18. | Kann manchmal nur schwer aufhören zu essen oder verschlingt ungewöhnlich große Mengen an Lebensmitteln oder Süßigkeiten („Fressattacken") | 2 | 0 |
| 19. | Klagt häufig über Verstopfung | 2 | 0 |
| 20. | Nimmt (oder verlangt) häufig Abführmittel | 2 | 0 |
| 21. | Hält sich – auch trotz Gewichtsabnahme – für zu dick | 2 | 0 |
| 22. | Spricht viel vom Abnehmen, von Diäten und einer guten Figur | 2 | 0 |
| 23. | Verlässt während der Mahlzeiten häufig den Tisch (um beispielsweise etwas in die Küche zu bringen) | 2 | 0 |
| 24. | Bewegt sich viel oder sitzt so wenig wie möglich | 2 | 0 |
| 25. | Ist so aktiv wie möglich (macht beispielsweise im Zimmer sauber oder räumt den Tisch ab) | 2 | 0 |
| 26. | Treibt viel Sport | 2 | 0 |
| 27. | Ist sehr fleißig in Schule, Studium oder Beruf | 2 | 0 |
| 28. | Ist nur selten müde und ruht sich nur wenig oder überhaupt nicht aus | 2 | 0 |
| 29. | Hält sich für „gesund" oder „normal" | 2 | 0 |
| 30. | Geht nur widerstrebend zum Arzt oder will sich nicht medizinisch untersuchen lassen | 2 | 0 |

## M11  Informationsschrift zur Anorexie oder „Magersucht" von Meermann und Vandereycken, adaptiert von Steinhausen

### 1. Anorexie oder „Magersucht"

Mit dem Begriff Anorexie bezeichnet man eine Form der Essstörung, die v.a. durch ein starkes *Untergewicht* gekennzeichnet ist. Trotz dieses offensichtlichen Untergewichts besteht eine starke *Angst* davor, zu dick zu werden. In der Regel werden trotz des bestehenden Untergewichts der gesamte Körper oder einzelne Bereiche des Körpers, z. B. Bauch oder Oberschenkel, als zu dick erlebt. Somit wird aus Angst vor der Gewichtszunahme trotz des offensichtlichen Untergewichts die Nahrungsaufnahme weiter eingeschränkt.

Dieses *gestörte Essverhalten* entsteht durch das Zusammenspiel von verschiedenen *Bedingungen,* die aufeinander treffen und auch dafür sorgen, dass die Anorexia bestehen bleibt.

### 2. Auf der Suche nach der eigenen Persönlichkeit

Mit zunehmendem Alter und besonders zu Beginn des Jugendalters muss der Mensch eine Anzahl von neuen *Entwicklungsschritten* tun. Dies betrifft die Schule mit ihren wachsenden Anforderungen nach guten Leistungen als Vorbereitung auf die berufliche Zukunft, ebenso aber auch die Beziehungen innerhalb und außerhalb der Familie sowie die Notwendigkeit, sich allmählich von den Eltern zu lösen und eigene Wege zu gehen.

Auch der *Körper* unterliegt in dieser Zeit großen *Veränderungen* und nimmt neue Formen an, so dass deutlich wird, du kein Kind mehr bist. Alle diese Veränderungen (meistens zwischen dem 10. und 20. Lebensjahr) können eine starke Verunsicherung hervorrufen. Vielleicht kennst du auch das Gefühl, nicht mehr du selbst zu sein oder die Angst, dies alles nicht bewältigen zu können. Wenn du dann noch von Kindheit an gewohnt warst, alles so gut wie nur möglich zu machen, hast du vielleicht festgestellt, dass das nicht mehr so einfach ist.

Gelegentlich entsteht dann die Neigung, nur mit dem Besten zufrieden zu sein, häufig bedeutet dies, dass du mit nichts mehr zufrieden sind: Die Schulzensuren sind nicht gut genug, am körperlichen Aussehen ist immer irgend etwas nicht in Ordnung, möglicherweise fühlst du dich im Vergleich zu anderen unterlegen, vielleicht fühlst du dich auch zu Hause zunehmend einsam und unverstanden.

Dies kann dich zu allerlei *Reaktionen* veranlassen, z. B. dazu, dass du dich stark auf dich selbst zurückgezogen hast, dass du deine ganze Zeit auf das Lernen verwendest, dass du unbedingt einen perfekten Körper haben willst. Vor allem letzteres kann nach und nach deine ganze Aufmerksamkeit in Anspruch nehmen.

### 3. Sklavin einer Modeerscheinung

Vor allem Mädchen und Frauen stehen unter dem starken Druck, dem *Ideal der Mode* nahezukommen: Schlank ist schön! Mannequins, Filmschauspielerinnen und Popstars geben das Vorbild ab. Hierdurch entsteht der falsche Eindruck, dass allein schlanke Menschen Erfolg haben, anziehend sind oder geliebt werden. Dabei zeigte eine Untersuchung, dass die heute modernen Schönheitsmodelle schlanker als die der Vergangenheit sind, dass allerdings das Durchschnittsgewicht der Frau in den letzten 30 Jahren angestiegen ist! Anders ausgedrückt besteht also eine zunehmend größere Kluft zwischen der Realität (wie ich bin) und dem Ideal (wie ich zu sein versuche).

Jede Mädchen- oder Frauenzeitschrift spielt hierbei durch das wöchentliche oder monatliche Anpreisen von neuen *Wunderdiäten* fleißig mit. So wird Schlankheit zu einem Produkt, das mit viel Reklame verkauft wird.

Der starke Druck nach einer immer noch schlankeren Figur, welcher auf den Frauen lastet, findet seinen Ausdruck auch noch in einer anderen Modeerscheinung: *Fitsein.* Man soll fit sein, um eine schlanke Linie zu bekommen und zu erhalten. Jogging, Aerobic oder Sport werden so zu einer neuen oder weiteren Waffe zur Kontrolle des Gewichts.

Aus all diesem resultiert, dass viele Mädchen und Frauen mit ihrem Körper unzufrieden sind, da sie die „ideale" Figur nicht haben und höchstwahrscheinlich auch nie bekommen werden. Das, was viele Mädchen und Frauen an sich selbst als „übergewichtig" beurteilen, ist statistisch gesehen ein Normalgewicht. Andere Mädchen und Frauen, die offensichtlich untergewichtig sind, weigern sich anzuerkennen, dass ihr Gewicht zu niedrig ist. Wieder andere wollen sich operieren lassen, damit ihr Körper schöner wird. Und dies alles, weil die Mode sagt, dass schlank schön sei ... Sehr viele machen sich dadurch zur *Sklavin* dieser Modeerscheinung.

### 4. Wie eine Anorexie beginnen kann

Am Anfang einer Anorexie steht häufig der Wunsch, nur ein paar Kilogramm abzunehmen und dann das angestrebte „*Wunschgewicht*" zu halten. Zunächst reagiert die Umwelt darauf eher positiv: Freunde und Freundinnen finden die Gewichtsabnahme gut und bewundern vielleicht auch die dazu nötige Selbstdisziplin. Diese erste Bestätigung gibt den Anstoß, die Gewichtsabnahme fortzusetzen.

Oft ist es dann nicht mehr das angestrebte Wunschgewicht, sondern das Abnehmen selbst, was Befriedigung und Selbstbestätigung verschafft. Gerade in einer Entwicklungsphase, in der viele Veränderungen anstehen, die schwierig oder unvorhersehbar erscheinen, wird es plötzlich sehr wichtig, in einem Lebensbereich die *Kontrolle* zu behalten und immer neue Erfolge erleben zu können. Dies betrifft sowohl die Kontrolle über das Gewicht als auch den Verzicht auf kalorienreiche Lebensmittel, häufig gerade auf die Dinge, die man zuvor besonders gern gegessen hat.

Dieses Hungern und das daraus entstehende Untergewicht haben bedeutsame Auswirkungen auf das Gefühlsleben, das Kontaktverhalten, und das Denken über den Körper:

- Veränderungen im *Gefühlsleben:*
  Schwermütige Stimmungen, Gereiztheit und Wutausbrüche
- Veränderungen im *Kontaktverhalten:*
  Vermeiden von Kontakten aus Angst vor Situationen, in denen gegessen werden könnte, größere Einsamkeit, Verlust von sexuellem Interesse
- Veränderungen im *Denken:*
  Zunehmende Besessenheit durch Gedanken an Nahrung und alles, was damit zusammenhängt, verminderte Konzentrationsfähigkeit und Gedächtnisstörung (Probleme beim Lernen in Schule, Ausbildung und Beruf)
- Allerlei *körperliche Veränderungen*, über die später noch gesprochen wird

Alle diese Auswirkungen der Anorexia verschwinden nach einer Normalisierung des Essverhaltens und des Gewichtes wieder.

Wer das nicht schafft, gerät in immer größere Schwierigkeiten, besonders dann, wenn neben dem Hungern auch selbst herbeigeführtes Erbrechen und/oder die missbräuchliche Einnahme von Abführmitteln, wassertreibenden Mitteln (Diuretika) oder Appetitzüglern praktiziert wird.

Es entsteht ein *Kreislauf,* der sich selbst in Gang hält: Unzufriedenheit mit sich selbst und dem eigenen Körper, negative Stimmungen oder Misserfolge lösen den Wunsch aus, ein paar Kilogramm weniger zu wiegen, häufig verbunden mit dem Gedanken, dann wäre alles gut, man fühle sich selbstsicher und in der Lage, Probleme zu überwinden. Diese Annahme erweist sich schnell als Selbsttäuschung, wenn sich an der Unzufriedenheit auch nach einer Gewichtsabnahme nichts ändert. Die Lösung wird dann oft erneut in einer weiteren Gewichtsabnahme gesucht, da diese ja zumindest kurzfristig ein Gefühl der Selbstbestätigung und des Erfolgs vermittelt. Je geringer dabei schließlich das Körpergewicht wird, um so mehr engt sich das Denken auf die Themen Nahrung und Gewicht ein. Das Hungern und der Verzicht auf Nahrung oder auf bestimmte Nahrungsmittel wird schließlich zu einer Art Sucht, die man oft auch dann nicht mehr aus eigener Kraft stoppen kann, wenn man die ernsten Folgen dieser Erkrankung bereits erkannt hat. Das folgende Schema zeigt diesen Kreislauf noch einmal zusammengefasst.

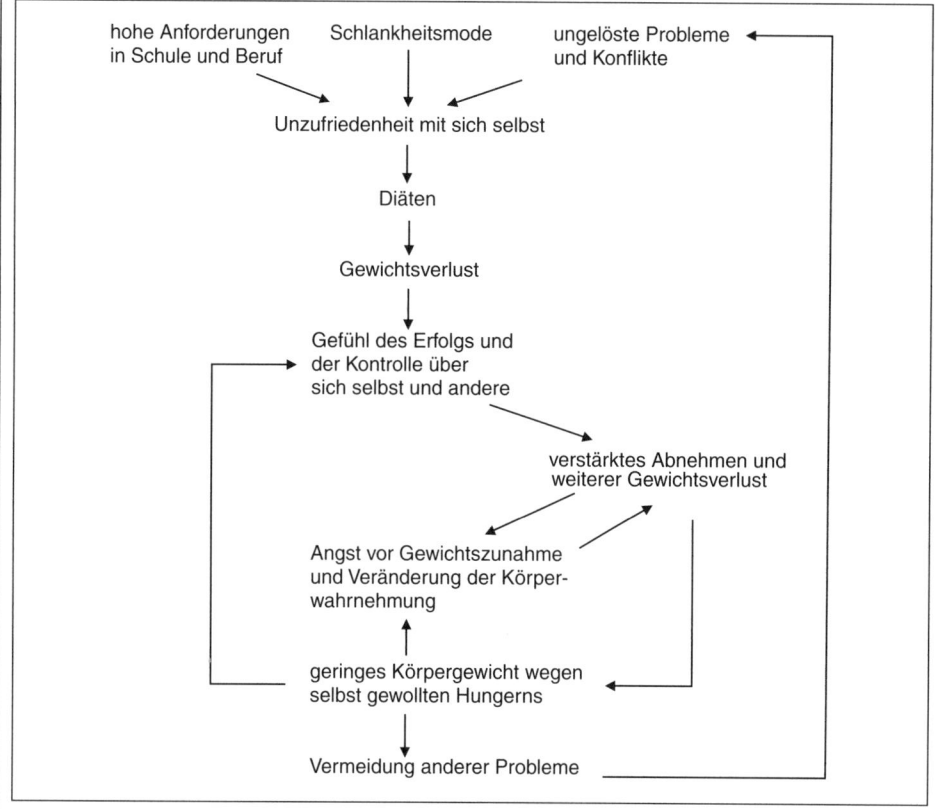

## 5. Der Körper aus dem Gleichgewicht

Das Körpergewicht ist nicht etwas, das einfach so mit viel Willenskraft umgeformt werden kann. Unser Körper bemüht sich um die Aufrechterhaltung eines angemessenen Gewichtsniveaus: Dieses wird *„Gleichgewichtspunkt"* (Set-Point) genannt. Um dieses Gewichtsniveau zu erhalten, arbeitet unser Körper vergleichbar dem Thermostat einer Heizung, welcher dafür sorgt, dass die Raumtemperatur unverändert bleibt.

Auf diese Weise bleibt das Gewicht bei den meisten Menschen konstant: Spontan und ohne Berechnungen sind Energieaufnahme (Nahrung) und Energieverbrauch (Bewegung) im Gleichgewicht. Die wichtigsten Bedingungen für dieses Gleichgewicht sind also

– die Nahrung
   mit dem Kaloriengehalt im Verhältnis zum normalen Bedarf, der wiederum abhängig ist vom Lebensalter und dem Körperbau und

– die Bewegung
   die allein bei der Stabilisierung des Körpergewichts, nicht aber bei der Verminderung des Gewichts hilft.

Wie reagiert unser Körper auf eine *Diät*? Zu Beginn einer Diät ist es relativ leicht, als Resultat eines Wasserverlustes einige Kilos zu verlieren. Danach erreicht man eine Ebene, auf der ein weiterer Gewichtsverlust nur noch mühsam möglich ist. Durch das Abmagern geht der Körper auf „Sparflamme", indem er seinen Verbrauch verringert. Je länger man fastet, desto stärker wehrt sich der Körper gegen einen weiteren Gewichtsverlust.

Eine andere ernstzunehmende Nebenerscheinung ist das Verschwinden des normalen Hunger- und Sättigungsgefühls: Bei langen Hungerzeiten werden anschließend oft schon geringe Nahrungsmengen zum Auslöser von Völlegefühl und dem Gedanken, gleich „platzen zu müssen". Andererseits treten nach langen Hungerzeiten auch „Essanfälle" auf, bei denen man wesentlich mehr isst, als man sich vorgenommen hatte. Dies wird oft als Verlust der Kontrolle über das Essverhalten erlebt und löst große Angst aus, nun ganz schnell an Gewicht zuzunehmen.

Solche „Essanfälle" werden hervorgerufen durch die natürliche Tendenz des Körpers, wieder ein gesundes Gewicht zu erreichen. Sie sind also eine Folge des Untergewichts und nicht ein Zeichen dafür, dass dein Gewicht ins Unermessliche steigen wird, sobald du anfängst, etwas mehr zu essen.

Durch das Untergewicht werden oft eine Reihe von körperlichen Komplikationen hervorgerufen, die in der folgenden Tabelle aufgeführt sind:

| Körperliche Folgen des Hungerns | Körperliche Folgen von Erbrechen/ Abführmittelmissbrauch |
| --- | --- |
| – Untergewicht | – Stoffwechselstörungen |
| – Auszehrung | – Herzrhythmusstörungen |
| – Verlangsamung des Herzschlags | – Muskelkrämpfe |
| – Herzrhythmusstörungen | – Schläfrigkeitsgefühle |
| – Kreislaufstörung und niedriger Blutdruck | – Austrocknung |
| – Ausbleiben der Regel | – Haarausfall |
| – Trockene Haut | – Epilepsie (Fallsucht) |
| – Störungen des Blutbildes | – Nierenschäden |
| – Stoffwechselstörungen | – Lanugobehaarung |
| – Schädigung der Niere | |
| – Durchfall, Blähungen | |
| – Zahnschäden | |

An dieser Stelle ist es noch wichtig zu erwähnen, dass *Abführmittel* wenig Einfluss auf das Körpergewicht haben. Bis Abführmittel zu wirken beginnen, ist der größte Teil der Nahrung bereits vom Dünndarm aufgenommen worden. Der einzige Effekt, den man mit Abführmitteln erzielt, ist das Gefühl, einen „leeren, flachen" Bauch zu haben.

Die beschriebenen körperlichen *Komplikationen* können bei einer Magersucht so schwerwiegend sein, dass sie zum Tod der Betroffenen führen. Durchschnittlich 6 % der Betroffenen sterben an den Folgen der Anorexie.

## 6. Behandlungsschritte

Die erste Bedingung für eine Behandlung ist *Ehrlichkeit*: Sowohl sich selbst gegenüber als auch gegenüber den Behandelnden. Da der Wille zur Ehrlichkeit allein oft nicht ausreicht, um die Neigung zu überwinden, sich selbst und anderen die Situation beschönigend oder verschlimmernd darzustellen, ist das Führen eines *Tagebuchs* oder bestimmter *Selbstbeobachtungsblätter* grundlegend für die gesamte Behandlung. In diesen Aufzeichnungen notierst du alles über dein Essverhalten: Was, wie viel, wo und wann habe ich gegessen? Gab es einen besonderen Anlass (Auslöser) für das Essen oder für den Verzicht auf Mahlzeiten? Wie fühlte ich mich vor und nach dem Essen usw.? Mit Hilfe einer solchen ehrlichen Aufzeichnung lernst du, dich realistischer einzuschätzen, und kannst Erfolge und Misserfolge genau überprüfen.

*Das Hauptziel des ersten Behandlungsabschnittes* ist die *Gewichtszunahme*. Damit ist zugleich die Notwendigkeit verbunden, das Essverhalten zu stabilisieren. Zu Beginn der Behandlung wird mit dir dein Mindestzielgewicht festgelegt, welches du im Laufe der Behandlung erreichen sollst. Dieses Gewicht stellt somit ein Mindestgewicht dar, mit anderen Worten, es ist die untere Grenze eines Körpergewichts, mit dem du gesund und belastbar sein kannst. Um dieses Mindestzielgewicht zu erreichen, wird ebenfalls zu Beginn der Behandlung vereinbart, dass du pro Woche mindestens 700 g zunehmen wirst. Das Fasten sollte somit möglichst schnell beendet werden und allmählich durch ein normales Essverhalten ersetzt werden (3 Hauptmahlzeiten und 2 Zwischenmahlzeiten täglich).

Vergiss nicht, dass dein Hungergefühl und dein Sättigungsgefühl gestört sind und du dich am Anfang nicht auf diese verlassen kannst. Hinzu kommt noch die Angst vor einer Gewichtszunahme und den Veränderungen des Körpers, die dir eher rät, lieber zu wenig zu essen. Deshalb ist es notwendig, Absprachen über die Zeitabstände zwischen den Mahlzeiten und die Essensmengen zu treffen. Auch sind Abwechslungen im Essen notwendig.

Langsam müssen die Lebensmittel, auf die du bisher bewusst verzichtet hast, meistens v.a. kalorienreiche Lebensmittel wie Süßigkeiten, Eis etc. in die Mahlzeiten einbezogen werden. Ziel ist es hier, dass du lernst, beim Essen wieder deinen Bedürfnissen zu folgen ohne Angst zu haben, dadurch die Kontrolle zu verlieren und zu viel zu essen oder an Gewicht zuzunehmen.

Diese Veränderungen im Essverhalten und die Gewichtszunahme machen anfangs häufig Angst. Es erscheint schwierig, Veränderungen am eigenen *Körper* auszuhalten, die du so lange vermieden hast. Daher liegt ein weiterer Schwerpunkt der Therapie auf der Auseinandersetzung mit deinem Körper und seinen Veränderungen. Es ist wichtig, dass du lernst, auch das an deinem Körper wahrzunehmen, was positiv ist und dich mit den äußeren Veränderungen zu befassen und diese zu akzeptieren. Du entwickelst dadurch eine neue Wahrnehmung deines Körpers.

Für einige Patienten sind schon die Absprachen über die wöchentliche Zunahme von 700 g über Mahlzeiten und Essensmengen ausreichende Hilfen, um kontinuierlich zuzunehmen und das Mindestzielgewicht zu erreichen. Bei einigen Patienten ist die Angst vor der Zunahme und/oder vor Veränderungen jedoch so groß, dass sie dies aus eigener Kraft nicht schaffen. Für diesen Fall gibt es ein spezielles Programm, in dem verschiedene Einschränkungen festgelegt sind, falls du weniger als 700 g pro Woche zunimmst. Das Programm soll dir helfen, die Angst vor Veränderungen zu überwinden, die sonst vielleicht so groß ist, dass sie jeden Fortschritt verhindert.

Das geänderte Essverhalten und die Gewichtszunahme stellen eine wichtige Voraussetzung dafür dar, wieder eigene Gefühle erleben und wahrnehmen zu können und sich gedanklich nicht mehr nur mit Essen und Gewicht zu beschäftigen. Im *zweiten Behandlungsabschnitt* liegt der Schwerpunkt zwar einerseits weiterhin auf der *Stabilisierung des Essverhaltens* und der *Gewichtszunahme*. Andererseits sollen nun aber auch die Bedingungen, die zu deinem gestörten Essverhalten geführt haben, näher analysiert werden. Die *Gedanken und Gefühle*, die sich auf Nahrung, Gewicht und Körperformen richten, werden analysiert. Weitere wichtige Bereiche, die mit dem Essverhalten zusammenhängen, beispielsweise perfektionistische Ansprüche, ein geringes Selbstwertgefühl, Misserfolge oder Konflikte mit anderen Menschen rücken nun in den Mittelpunkt und wir suchen gemeinsam nach *Änderungsmöglichkeiten* und neuen Verhaltensweisen.

Der *letzte Behandlungsabschnitt* beschäftigt sich damit, was du von dem in den ersten zwei Behandlungsabschnitten Gelernten weiterhin gebrauchen kannst, auch wenn sich *neue, fremde Situationen* ergeben. In jedem Leben sind Konflikte und Probleme zu erwarten. Dies sind Herausforderungen, für die wir Lösungen finden und auch ausprobieren müssen.

Essprobleme können in Zeiten von *Stress* erneut auftauchen. Du solltest deine Essprobleme als deinen „wunden Punkt" betrachten: Das ist deine Form, auf Schwierigkeiten zu reagieren. Wenn du wieder einmal das Bedürfnis verspürst zu hungern, liegt dem gewöhnlich ein anderes, ungelöstes Problem zu Grunde. Darum ist es wichtig für dich zu sehen, was sich in deinem Leben abspielt und womit du unzufrieden bist. Wenn du herausgefunden hast, was das eigentliche Problem ist, kannst du nach Lösungsmöglichkeiten suchen und für dich einen Lösungsplan erstellen.

**7. Verhaltensregeln zur Vermeidung eines Rückfalls in die Anorexie**

Es gibt eine Reihe von Verhaltensregeln, die dir im Alltag helfen können, wenn du sie berücksichtigst. Besonders wenn ein Rückfall in die Anorexie droht, solltest du dich genau nach ihnen richten.

1. Nimm dir Zeit, über deine Schwierigkeiten nachzudenken, nach Lösungen zu suchen und einen Aktionsplan auszuarbeiten. Einige Lösungen helfen, andere nicht.

2. Beginne wieder mit dem Führen eines Tagebuchs über dein Essen.

3. Plane gezielt, 3 Haupt- und 2 Zwischenmahlzeiten einzuhalten. Lege dir für jeden Tag die Essenszeiten im Voraus fest. Wenn du merkst, dass du dennoch bei den einzelnen Mahlzeiten zu wenig isst oder dir bereits kleine Mengen wieder als zu viel erscheinen, dann plane deine Mahlzeiten

im Detail vor. Orientiere dich bezüglich der für dich notwendigen Nahrungsmengen an Essens-protokollen aus Zeiten, in denen du zugenommen bzw. dein Mindestzielgewicht gehalten hast.

4. Überlege, ob dir das Essen allein oder in Gesellschaft leichter fällt. Versuche, möglichst oft die für dich günstigen Bedingungen zu den Mahlzeiten herzustellen.

5. Lege gemeinsam mit deinem Arzt oder Therapeuten ein Mindestgewicht fest, welches du auf keinen Fall unterschreiten wirst. Sinnvoll ist es, sich dabei an dem hier festgelegten Mindestzielgewicht zu orientieren. Im Rahmen eines Gewichtshaltevertrages solltest du mit deinem Arzt oder Thera-peuten genau festlegen, welche für dich negativen Konsequenzen eintreten werden, sobald du diese Gewichtsgrenze unterschreitest.

6. Plane deine Tagesaktivitäten. Vermeide Situationen wie „nicht wissen was tun" ebenso wie „zu viel tun wollen".

7. Wenn du wieder zu viel über dein Gewicht nachzugrübeln beginnst, dann lege dir die Beschränkung auf, dich höchstens zweimal pro Woche, am besten bei deinem Arzt oder Therapeuten, zu wiegen. Denke daran, dass das Mindestzielgewicht eine untere Gewichtsgrenze ist und ein gesund-erhaltendes Gewicht oberhalb dieser Grenze liegt. Gewichtsschwankungen sind dabei ganz natürlich. Behalte dein stabiles Essverhalten bei, auch wenn du kurzfristig an Gewicht zuge-nommen hast.

8. Wenn du zu viel an deine Figur denkst, kann das daher kommen, dass du dich ängstlich und bedrückt fühlst. Immer wenn es dir nicht gut geht, hast du das Gefühl, dick zu sein. Versuche, die Probleme aufzuspüren und sie zu lösen.

9. Entferne die enge Kleidung aus deiner untergewichtigen Zeit aus deinem Schrank und gib sie weg. Sorge dafür, dass du ausreichend Kleidungsstücke besitzt, die dir jetzt gut passen.

10. Vertraue anderen. Oft ist es hilfreich, mit Freunden über sich, seine Probleme, aber auch andere Dinge zu reden.

11. Setze dir überschaubare und erreichbare Ziele. Es ist wichtig, sich nicht zu viel auf einmal vorzunehmen! Wenn es dann trotzdem einmal nicht so klappt, wie du es dir vorgenommen hast, ist das kein Beweis dafür, dass nun alles bergab geht. Zu jedem Leben gehören auch Misserfolge. Das Wichtigste ist, nicht aufzugeben, immer wieder einen neuen Anfang zu suchen, neue Wege auszuprobieren und sich selbst gegenüber ehrlich zu bleiben.

**Empfehlungen für geeignete Bücher**

Walter Vandereycken und Rolf Meermann
Magersucht und Bulimie. Ein Ratgeber für Betroffene und Angehörige
Bern: Hans Huber. 2. Auflage, 2003.

Janet Treasure
Gemeinsam die Magersucht besiegen: ein Leitfaden für Betroffene, Freunde und Angehörige
New York: Campus Verlag, 1999.

Rolf Meermann und Susanne Zelmanski
Theorie und Praxis der Selbsthilfearbeit bei Essstörungen.
Regensburg: S. Roderer Verlag, 1994.

Dagmar Pauli und Hans-Christoph Steinhausen
Ratgeber Anorexia nervosa. Informationen für Betroffene, Eltern, Lehrer und Erzieher.
Göttingen: Hogrefe, 2005.

## M12          Verhaltensvertrag für die Behandlung der Essstörung

Verhaltensvertrag

Zwischen

_____

und dem Stationssteam der Klinik

Die Vertragsparteien schließen den folgenden Behandlungsvertrag:

1. Für_____ wurde ein Gewicht von ____kg als Zielgewicht
   festgelegt. Dieses Gewicht ist das für das Alter und Geschlecht erforderliche Mindestgewicht, um
   gesund zu sein. Es bildet die Grundlage der Behandlung der Essstörung.

2. Die wöchentliche Gewichtszunahme muss_____g betragen. Das Gewicht wird am Anfang der
   Behandlung in sehr engen Abständen (z. B. täglich) und später in größeren Abständen durch
   Wiegen kontrolliert.

3. Das Behandlungsprogramm für die Essstörung besteht aus einer Beobachtungsphase und fünf
   Stufen der Behandlung, die im Anhang dieses Vertrages dargestellt sind.
   _____ beginnt auf Stufe_____.

4. Bei gleichmäßiger Gewichtszunahme erfolgt die Aufnahme in eine höhere Stufe, bei Gewichtsabnahme erfolgt eine Zurückstufung im Behandlungsprogramm.

5. Hauptmahlzeiten und Zwischenmahlzeiten müssen ganz aufgegessen werden. Verstöße gegen
   diese Regel führen zu einer Zurückstufung im Behandlungsprogramm.

6. Die Zeit für eine Hauptmahlzeit darf 30 Minuten und für eine Zwischenmahlzeit 15 Minuten nicht
   überschreiten. Verstöße werden mit Zurückstufung im Behandlungsprogramm beantwortet.

Im Interesse der Gesundung bestätigt _____ diese Vertragsbedingungen durch
Unterschrift.

_____

Ort                          Datum

_____      _____      _____

Patient/in                   Therapeut/in                für das Pflegeteam

**Anhang:      Behandlungsplan für die Essstörung**

1. *Vorbereitungs- und Beobachtungsphase*
   - Der Patient/die Patientin führt ein Essprotokoll, das die Zeit sowie die Art und Menge der Nahrung und Getränke sowie Heißhunger, Erbrechen, die Situation sowie die Gedanken und Gefühle in dieser Situation aufzeichnet.
   - Das Pflegeteam macht parallel Beobachtungen über das Essverhalten und das Bewegungsverhalten
   - Der Ernährungsberater/Die -beraterin legt die für den Patienten/die Patientin erforderliche Diät mit Haupt- und Zwischenmahlzeiten fest.

2. *Behandlungsphase und Einstufung*
   - Der/Die fallführende Therapeut/Therapeutin nimmt die Einstufung des Patienten/der Patientin zu Beginn und im Verlauf auf einer der folgenden fünf Stufen vor.

*Hauptmahlzeiten*

*Stufe A:*  *Bettruhe*, totaler Verbleib auf dem Zimmer und im Bett, nur begleitetes Aufsuchen der Toilette. Essen auf dem Zimmer unter Aufsicht bzw. zusammen mit anderen Essstörungspatienten mit anschließender einstündiger Überwachung ohne Toilettenbesuchsmöglichkeit.

*Stufe B:*  *Nur Essen auf dem Zimmer unter Aufsicht bzw. mit anderen Patienten/Patientinnen mit Essstörungen* mit anschließender Ruhezeit und einstündiger Überwachung ohne Toilettenbesuchsmöglichkeit.

*Stufe C:*  *Essen in der Gruppe mit abgewogenen Portionen,* welche von der Küche geliefert werden, mit anschließender einstündiger Überwachung ohne Toilettenbesuchsmöglichkeit.

*Stufe D:*  *Essen in der Gruppe mit selbstverantwortlicher Bestimmung der Portionen* des normalen Essens der Station, mit anschließender einstündiger Überwachung ohne Toilettenbesuchsmöglichkeit (ebenso Zwischenmahlzeiten).

*Stufe E:*  *Essen in der Gruppe mit selbstverantwortlichem Schöpfen und Selbstverantwortung nach dem Essen.* Keine anschließende Überwachung.

*Zwischenmahlzeiten*

Die Zeiten für die Zwischenmahlzeiten sind fest vorgegeben und entsprechen den Pausenzeiten der Schule. Zwischenmahlzeiten müssen unter Aufsicht gegessen werden. Nach der Zwischenmahlzeit gilt wieder einstündige Überwachung ohne Toilettenbesuch.

*Stufe 1:*  Milchshakes oder andere vorgegebene Zwischenmahlzeiten

*Stufe 2:*  Patient/Patientin wählt aus vorgegebenen Zwischenmahlzeiten (jeweils für eine Woche)

*Stufe 3:*  Patient/Patientin wählt Zwischenmahlzeit selbst aus, keine anschließende Überwachung

Es gelten die folgenden therapeutischen Ziele und Regeln:

*Essdauer:* Hauptmahlzeit ½ h, Zwischenmahlzeit ¼ h.

*Zielgewicht:* 25. BMI-Altersperzentile.

*Gewichtskontrolle:* Täglich direkt nach dem Aufstehen ohne Kleider vor dem Toilettenbesuch, bei Verdacht auf Gewichtsmanipulation zusätzlich einmal flexibel im Verlauf des Tages. Bei erreichtem Zielgewicht nicht mehr täglich wiegen, sukzessive weniger häufig, bis max. 1-mal pro Woche.

*Vorgehen bei kontinuierlicher Gewichtszunahme:* Positive Verstärker, wie z.B. mehr (begleiteten) Ausgang, Schulbesuch z. B. ab 3. BMI-Altersperzentile; ab 3. BMI-Altersperzentile freier Ausgang (nicht nach dem Essen).

*Vorgehen bei Gewichtsabnahme:* Zurückstufung im Essverhaltensprogramm

*Vorgehen bei Essverweigerung:* Entzug von Privilegien, z. B. Ausgangssperre

## M13                            Essprotokoll

**Anleitung zur Selbstbeobachtung des Essverhaltens**

Die genaue Beobachtung deines Essverhaltens, der Umstände von Heißhungeranfällen und Erbrechen und der begleitenden Gedanken und Gefühle sind eine wichtige Voraussetzung einer erfolgreichen Behandlung. Mit deiner Selbstbeobachtung können wir gemeinsam die Ziele bestimmen, die wir erreichen müssen, um dein Essverhalten zu verändern.

*Wie gehst du mit dem Essprotokoll vor?*

– Schreibe in die erste Spalte das *Datum* und die *Uhrzeit*
– Schreibe in die zweite Spalte alle *Speisen und Getränke* genau mit ihrer jeweiligen Menge auf (z. B. 1 Joghurt, 1 Apfel, 1 kleiner Teller gemischter Salat, 200 ml (= 2 dcl) Orangensaft)
– Notiere in der dritten bzw. in der vierten Spalte, ob du einen *Heißhungeranfall* oder *Erbrechen* hattest. Benenne die Nahrung, die du erbrochen hast, damit du siehst, was du tatsächlich gegessen hast.
– Beschreibe in der vierten Spalte, in welcher *Situation* und an welchem Ort du gegessen hast.
– Schreibe in die fünfte Spalte deine *Gedanken und Gefühle* jeweils vor der Nahrungsaufnahme bzw. dem Heißhunger und Erbrechen und nachher. Was ist in dir vorgegangen, was hast du gefühlt, was ging dir durch den Kopf? Was geschah in deiner Umgebung?

Deine Aufzeichnungen sollten wie ein Tagebuch geführt sein, in das nur du und deine Therapeutin/dein Therapeut einsehen. Du solltest dein Protokoll möglichst bald nach dem Essen führen und nicht erst am Ende des Tages, weil du sonst vieles wieder vergessen hast. Achte bitte auch darauf, dass du deine Eintragungen in Ruhe und ungestört machen kannst.

| Datum/ Uhrzeit | Speisen und Getränke | Heißhunger | | Erbrechen | | Situation und Ort | Gedanken und Gefühle | |
|---|---|---|---|---|---|---|---|---|
| | | ja + | nein – | ja + | nein – | | vorher | nachher |
| | | | | | | | | |
| | | | | | | | | |

# 5 Fallbeispiele

## 5.1 Fallbeispiel einer ambulanten Therapie

### 5.1.1 Vorstellungsanlass

Die 14 ½-jährige Laura wird von ihrer Mutter auf Anraten des Hausarztes wegen einer rapiden *Gewichtsabnahme* von 14 kg innerhalb von 4 Monaten zur ambulanten Behandlung angemeldet. Im Erstgespräch mit der ganzen Familie schildert vor allem die Mutter die Problematik der beginnenden Anorexie, während Laura sich wortkarg und wenig einsichtig gibt. Sie hält sich beim Sprechen die Hand vor den Mund, spricht sehr leise und vermeidet den Blickkontakt. Beim Thema Gewicht äußert sie dezidiert, noch mindestens 9 kg abnehmen zu wollen. Bereits im Erstgespräch werden einige Informationen zum Thema Anorexia gegeben und mögliche Ansatzpunkte zu einer Therapiemotivation von Laura exploriert. Es zeigt sich, dass Laura zwar keine eigentliche Krankheitseinsicht hat, aber doch darunter leidet, ständig an das Essen denken zu müssen.

### 5.1.2 Anamnese

#### *Entwicklungs- und Familienanamnese*

Lauras frühkindliche Entwicklung verlief unauffällig. Als sie fünf Jahre alt war, ließen sich ihre *Eltern* nach konflikthafter Ehe scheiden. Zum leiblichen Vater bestand seitdem nur noch ein sporadischer Kontakt. Die Beziehung war von dessen rezidivierender depressiver Erkrankung überschattet, die ihm keine kontinuierliche Beziehung zu seinen Kindern ermöglichte. Lauras um zwei Jahr älterer Bruder Fabian reagierte auf die neue Familiensituation nach der Scheidung mit aggressivem Verhalten, während Laura sich als vernünftiges und ruhiges Kind anpasste.

Die *Mutter* lernte einen neuen Lebenspartner kennen, den sie zwei Jahre nach der Scheidung heiratete. Kurz darauf wurden in jeweils zweijährigem Abstand drei Halbgeschwister geboren. Laura konnte sich später in der Therapie eindrücklich daran erinnern, wie sie auf die Geburten zunächst mit Eifersucht und ablehnendem Verhalten den Geschwistern gegenüber reagierte, ihre Haltung in den folgenden Jahren dann aber in Fürsorglichkeit umschlug. Sie wurde eine Stütze für die Mutter, die mit der Betreuung der kleinen Kinder alle Hände voll zu tun hatte. Laura besuchte die achte Klasse einer regulären Oberstufe auf mittlerem Schulniveau. Sie war sozial eher zurückhaltend, aber gut integriert und wies durchschnittliche Schulleistungen auf.

Die Mutter war gelernte Hebamme und arbeitete zu 50 % im Schichtbetrieb einer Klinik. Während ihrer berufsbedingten Abwesenheiten wurden die inzwischen 3, 5 und 7 Jahre alten Halbgeschwister teilweise von Laura, teilweise von einer Kinderfrau betreut. Lauras Mutter hatte auf Grund ihres medizinischen Umfeldes einen guten Zugang zu Informationen über Anorexie und hatte sich zu diesem Thema bereits belesen. Sie war in Sorge wegen Lauras Erkrankung, reagierte aber auf die Belastung mit Erschöpfung und Resignation.

Der *Stiefvater* war gelernter Automechaniker und arbeitete als Angestellter in einer kleinen Garage in der Nähe des Wohnortes der Familie. Er war ein ruhiger, zurückhaltender Mann, der seine Frau unterstützen wollte, wobei er jedoch immer wieder in Streitigkeiten mit dem ältesten Stiefsohn geriet, der ihn nicht als Autoritätsperson akzeptierte. Bezüglich der Krankheitsentwicklung von Laura reagierte der Stiefvater mit Befremden und überließ die Interventionen weitgehend seiner Frau.

Lauras *Bruder* Fabian hatte seine Lehre als Elektriker abgebrochen. Er hatte nach der Wiederverheiratung seiner Mutter stark oppositionelles Verhalten entwickelt und war mit dem Stiefvater ständig im Streit gelegen. Kurz bevor Laura ihre Anorexie entwickelte, wurde Fabian für einige Tage notfallmäßig in einer psychiatrischen Klinik wegen Suizidalität im Rahmen einer Liebesenttäuschung nach einer längeren Phase von exzessivem Drogenkonsum (Kokain und verschiedene Halluzinogene) hospitalisiert. Nach der Krisenintervention wohnte er wieder zu Hause, wo er sich der Familie gegenüber verbal aggressiv verhielt und eine Situation schuf, unter der alle, einschließlich der 3 Halbgeschwister zwischen 7 und 3 Jahren, sehr litten.

## Aktuelle Situation

Laura war als Kind eine gute Esserin mit einer Vorliebe für Süßigkeiten, hatte jedoch bis zur Pubertät nie Gewichtsprobleme. Mit der körperlichen Reife begann sie dann ein wenig zuzunehmen und litt subjektiv zunehmend unter dem Gefühl dick und unattraktiv zu sein. Vor Krankheitsausbruch wog sie 58 kg bei einer Größe von 161 cm (BMI 22,4) und beschloss mit Hilfe einer Diät abzunehmen. Erklärtes Ziel von Laura war es nun, einer Jugendlichen mit Anorexie aus ihrem Bekanntenkreis nachzueifern, die zu diesem Zeitpunkt in kritisch unterernährtem Zustand in einem Krankenhaus zwangsernährt werden musste und deren Figur sie „genial" fand. Sie begann ihre Mahlzeiten drastisch einzuschränken und aß nur noch ausgewählte, *kalorienarme Speisen*. Nach jedem Essen hatte sie starke Schuldgefühle und panische Angst, wieder zuzunehmen. Zum Zeitpunkt der Anmeldung hatte sie innerhalb von vier Monaten bereits 14 kg abgenommen, fühlte sich aber weiterhin unförmig dick und korrigierte ihr eigenes Zielgewicht ständig bis auf 40 kg nach unten. Aktuell wog sie noch 44 kg, was bei ihrer Größe einem BMI von 17 unterhalb des 10. Perzentils entsprach.

Erst nach dem Erstgespräch gestand Laura ihrer Mutter, dass sie die schnelle Gewichtsreduktion nicht nur durch restriktives Essen, sondern zusätzlich mit mehrmals täglichem willentlichen *Erbrechen* während der letzten zwei Monate erreicht hatte. Essattacken hatte sie nicht, ebensowenig bestand ein Laxantienabusus oder ein Hang zu übermäßiger körperlicher Betätigung. Die zuvor bereits seit 9 Monaten regelmäßige Menstruation hatte bei Laura seit zwei Monaten ausgesetzt.

## 5.1.3 Psychopathologische Befunde

Laura ist eine gepflegte, von ihrer Erscheinung her eher unscheinbar wirkende Jugendliche in schlichter Kleidung. In der Kontaktaufnahme ist sie sehr zurückhaltend, verlegen und errötet bei direkten Fragen. Sie gibt nur spärlich und mit sehr leiser Stimme Auskunft und zeigt eine Abwehrhaltung gegenüber der Untersucherin und der ganzen Behandlung. Im Gespräch wirkt sie häufig abwesend und zeigt eine verminderte Konzentrationsfähigkeit. Emotional wirkt sie verhalten, freudlos und bedrückt und sie zeigt wenig Spontaneität im Audruck. Der Antrieb ist vermindert. Erst im Einzelkontakt beschreibt sie ihre Symptomatik mit ständigem Gedankenkreisen um Essen und Kalorien. Es besteht keine Suizidalität.

*Fragebogen zur Einstellung zum Essen (EAT):* Auf der Skala Diät erreicht die Patientin einen Wert von 29 (Maximum 39), auf der Skala Bulimie einen Punktwert von 8 (Maximum 18) und auf der Skala orale Kontrolle einen Punktwert von 12 (Maximum 21). *Youth Self-Report (YSR):* Ein klinisch bedeutsam erhöhter Wert findet sich einzig auf der Skala, sozialer Rückzug. Child Behavior Checklist (CBCL): In den Angaben der Mutter finden sich keine klinisch bedeutsam erhöhten Werte.

## 5.1.4 Beurteilung

Bei Laura sind die Kriterien für die *Diagnose* einer Anorexia nervosa gemäß ICD-10 sämtlich gegeben. Ihr Körpergewicht liegt bereits an der unteren Grenze zur Altersnorm, ist jedoch noch nicht außerordentlich niedrig, da sie vor Krankheitsbeginn einen eher hohen BMI von 23.4 aufwies. Die Gewichtsabnahme erfolgte willentlich durch die Vermeidung von „fettmachenden" Speisen. Es besteht eine eindeutige Körperschemastörung, indem Laura sich trotz objektiv niedrigem Gewicht als „unförmig dick" wahrnimmt. Das Ausbleiben der Menstruation zeigt eine endokrine Störung an.

In der *Familie* besteht aktuell eine Belastungssitutation, insbesondere durch die Schwierigkeiten des älteren Bruders. Grundsätzlich ist aber eine unterstützende Beziehung von Seiten der Mutter und auch des Stiefvaters zu Laura gegeben und die Familie ist zur Mitarbeit bereit.

Die noch kurze Krankheitsdauer und die fehlenden komorbiden Störungen machen die Aufnahme einer *ambulanten Behandlung* möglich. Beunruhigend bei Behandlungsbeginn ist der rasche Gewichtsverlust und die noch geringe Krankheitseinsicht und Behandlungsmotivation, zumal Laura weiterhin darauf beharrt, abnehmen zu wollen. Diese beiden Umstände könnten bei Fehlschlagen der ambulanten Behandlung eine stationäre Behandlung erforderlich machen.

## 5.1.5 Therapie- und Verlaufsbericht

Bereits in der ersten Sitzung wird die Möglichkeit einer stationären Einweisung angesprochen, was von Laura vehement abgelehnt wird. Die Mutter und der Stiefvater wünschen ebenfalls den Versuch einer *ambulanten Behandlung*, wobei die Mutter sehr deutlich macht, dass sie bei einem weiteren Gewichtsverlust eine Hospitalisation vorziehen würde.

Obwohl der rasche Gewichtsverlust und die geringe Behandlungsmotivation für eine stationäre Behandlung sprechen, ist die Indikation für eine Einweisung gegen den Willen von Patientin und Eltern nicht gegeben. So wird der Versuch einer ambulanten Behandlung vereinbart. Als untere Gewichtsgrenze, bei der eine Hospitalisation erfolgen sollte, wird ein Gewicht von 42 kg vereinbart (BMI 16.2). Es werden einige Einzelgespräche mit Laura vereinbart. Regelmäßig sollen Gespräche mit der Familie erfolgen, in welchen gemeinsam entschieden wird, ob das ambulante Behandlungssetting noch ausreichend ist.

Die Vereinbarung bezüglich der notwendigen Gewichtszunahme stößt zunächst auf großen Widerstand bei Laura und muss während mehrerer Stunden bearbeitet werden. Jedoch gesteht sie bereits nach dem ersten Gespräch der Mutter, dass die regelmäßig erbricht und zeigt sich bereit, das Erbrechen als erstes Ziel in der *Einzeltherapie* zu bearbeiten. Der Fokus liegt während der ersten Stunden in der Erstellung eines Protokolls über die Ernährung und das Erbrechen, wobei Laura angehalten wird, auch die begleiteten Gedanken und Gefühle zu dokumentieren. Obwohl Laura das Protokoll nur unter Widerstand und lückenhaft ausfüllt, kann sie das Erbrechen bereits nach zwei Therapiestunden aufgeben, während ihr Ernährungsverhalten unverändert restriktiv ist. Es gelingt ihr damit, das Gewicht auf 44 kg zu halten, womit der Abwärtstrend gestoppt werden kann. In Gesprächen über die gesamte Lebenssituation zeigt sich, dass Laura eine starke Selbstwertproblematik hat. So stuft sie sich bezüglich Zufriedenheit mit ihrem Aussehen auf einer 10-stufigen Skala am Nullpunkt ein.

Gemäß einer *Vereinbarung mit dem Hausarzt* kontrolliert dieser wöchentlich das Gewicht und den somatischen Zustand. Die erhobenen Laborwerte sind im Normbereich. Vorübergehend nimmt Laura ein Vitaminpräparat ein. In der *Ernährungsberatung* in einer nahegelegenen Klinik wird ein Essplan erarbeitet und Laura darin unterstützt, ihre Nahrung zu diversifizieren. Gemäß erstem Bericht der Ernährungsberaterin kann sich Laura zunächst nicht auf diesen Prozess einlassen und hält sich kaum an die getroffenen Vereinbarungen.

In der *Familiensitzung* werden Schuldgefühle insbesondere der Mutter bearbeitet und es findet eine umfassende Psychoedukation über die Anorexia nervosa statt. Es werden Möglichkeiten erörtert, wie die Eltern Laura hilfreich unterstützen können. Laura wünscht sich explizit von Mutter und Stiefvater mehr Interesse und Mithilfe bei der Lehrstellensuche. Bezüglich des Essverhaltens wird vereinbart, dass die Mutter zwar die Problematik nicht ignoriert, sich aber auch nicht in lange Diskussionen mit Laura verstrickt. Eine jeweils einmalige Aufforderung zum Essen wird als nicht kontraproduktiv erlebt. Die Familiensituation entspannt sich deutlich durch den Auszug des ältesten Sohnes Fabian, der mit seiner Freundin eine eigene Wohnung bezieht, sich stabilisiert und eine neue Lehrstelle beginnt.

Nach zweimonatiger Therapie erleidet Laura einige *Rückfälle* bezüglich des Erbrechens und verliert ein weiteres Kilogramm an Gewicht. In einer Standortbestimmung wird eine stationäre Behandlung vorgeschlagen und auf die Gefahr einer Chronifizierung der Anorexie aufmerksam gemacht, da Laura sich immer noch nicht bereit erklärt hat, zuzunehmen. Mit den Eltern wird eine Einweisung auch gegen Lauras Willen diskutiert. Unter diesem Druck bei gleichzeitig bereits bestehender therapeutischer Beziehung erklärt sich Laura bereit, eine *Vereinbarung* hinsichtlich *Gewichtszunahme* von 500g/Woche einzugehen.

Mit Hilfe der intensiven *Einzeltherapie* über mehrere Monate gelingt es ihr, allerdings in etwas langsamerem Tempo an Gewicht zuzunehmen und das Erbrechen aufzugeben. Zentrale Themen der Therapie sind Selbstwertgefühl, Körperbild und die Fähigkeit, zu eigenen Wünschen und Bedürfnissen zu stehen.

Eine besondere Problematik zeigt sich bei Laura darin, dass sie es als besonders beschämend empfindet, vor anderen zu essen. Während in der Familie ihr *Essverhalten* wieder normalisiert ist, gelingt es ihr lange Zeit nicht, in Gesellschaft von Gleichaltrigen überhaupt etwas zu sich zu nehmen. Verhaltenstherapeutische Übungen zur Veränderung dieses Verhaltens kann sie nicht einhalten.

Schließlich wird in einem *Familiengespräch* beschlossen, dass Laura einmal pro Woche bei einer sehr guten Freundin auswärts isst, um eine vertraute Situation zu erzeugen, von der aus dann das auswärtige Essen generalisiert werden kann. Der Druck von Seiten der Mutter erweist sich als hilfreich, dass Laura diesen Schritt wagen kann. Hierdurch erfährt sie eine schnelle positive Selbstbestätigung und kann ihre Angst in der Folge überwinden und ein generell normales *Essverhalten* entwickeln. Sie beginnt auch wieder Süßigkeiten und fetthaltige Speisen zu sich zu nehmen und wiegt bei Abschluss der Behandlung nach 14 Monaten 49 kg bei einer Größe von inzwischen 163 cm (BMI 18,4).

## 5.2 Fallbeispiel einer stationären Therapie

### 5.2.1 Vorstellungsanlass

Die 14-jährige Petra wurde durch eine niedergelassene Kinder- und Jugendpsychiaterin mit dem Befund einer Anorexia nervosa bei einem Körpergewicht von 44,5 kg und einer Körperlänge von 1,69 m, d.h. mit einem BMI = 15.5 (<3. Perzentil) zugewiesen. Die Patientin berichtete, sie könne nicht mehr essen. Zusätzlich bestanden ausgeprägte Spannungen in der Familie mit einer Störung der Partnerschaft der Eltern. Die Patientin wurde zur Behandlung auf einer Jugendlichenstation aufgenommen.

### 5.2.2 Anamnese

#### Familienanamnese

Der 53-jährige *Kindsvater* ist als Kraftfahrzeugmonteur tätig. Sein Hobbies seien der Garten sowie Taubenzüchten. Er macht einen strengen und fordernden Eindruck.

Andererseits wirkt er jedoch sehr unsicher, wenn über emotionale Themen gesprochen wird.

Der *Großvater väterlicherseits* ist 86-jährig an einem Herzstillstand gestorben. Da die *Großmutter väterlicherseits* kurz nach der Geburt des Kindsvaters an einer Lungenembolie verstorben war, heiratete der Großvater väterlicherseits wieder. Die Stiefgroßmutter väterlicherseits ist 74 Jahre alt und gesund. Geschwister des Kindsvaters: Zwei ältere Brüder und eine ältere Schwester sind gesund. Eine Halbschwester verstarb mit 9 Jahren an Krebs und ein Halbbruder mit 33 Jahren ebenfalls an Krebs.

Die 47-jährige *Kindsmutter* ist in zweiter Ehe mit dem Kindsvater verheiratet. Sie hat vor ca. einem Jahr wieder in ihrem Beruf als kaufmännische Angestellte an zwei Tagen in der Woche zu arbeiten begonnen. Ihre Hobbies seien Handarbeiten; außerdem sei sie in einem Sportverein aktiv. Sie leide sehr unter der Krankheit ihrer jüngsten Tochter. In den Gesprächen muss sie öfters weinen. Sie kann gut über ihre Gefühle sprechen.

Beide *Großeltern mütterlicherseits* leben gemeinsam in der Herkunftsstadt der Kindsmutter.

*Geschwister der Kindsmutter:* Ein älterer Bruder und eine jüngere Schwester sind beide verheiratet und haben je zwei Kinder. Die Schwester der Kindsmutter hatte im Alter von Petra ebenfalls eine Essstörung. Sie hat bis heute noch kein normales Essverhalten und ist deswegen kontinuierlich in ärztlicher Behandlung.

*Geschwister von Petra:* Die um zwei Jahre ältere Schwester Angela absolviert seit dem Sommer des Jahres eine Lehre und ist deshalb zeitlich stark ausgelastet, so dass sie weniger Zeit für Petra hat. Ein um 12 Jahre älterer Halbbruder und eine um 10 Jahre ältere Halbschwester sind verheiratet und berufstätig.

*Soziale Verhältnisse:* Die Familie bewohnt eine Mietwohnung in der Petra ein eigenes Zimmer hat, in das sie sich oft zurückzieht. Sowohl sie wie ihre Schwester haben in ihrem Zimmer jeweils ein eigenes Fernsehgerät. Auf den geplanten Umzug in ein eigenes älteres Haus freut sich Petra nicht.

*Erkrankungen:* Ein Onkel des Kindsvaters in der großväterlichen Linie hat sich mit 31 Jahren durch Erhängen suizidiert. Eine Schwester des Kindsvaters ist mehrfach behindert und lebt in einer Spezialinstitution. In der mütterlichen Linie ist ein Onkel alkoholkrank. Andere psychiatrische Störungen liegen in der Familie nicht vor.


## Eigenanamnese

Petra war die vierte *Schwangerschaft* der Kindsmutter, die von ihr subjektiv als unproblematisch erlebt wurde. Die *Geburt* erfolgte mit einem Gewicht von 3960 g und einer Länge von 54 cm zum Termin. Die Neonatalperiode war unauffällig. Petra wurde bis zum achten Monat gestillt und habe immer gut gegessen und gut geschlafen.

Die *motorische und sprachliche Entwicklung* verliefen altersgemäß. Hingegen war die Sauberkeitsentwicklung verzögert. Nachts war Petra erst mit 5 bis 6 Jahren trocken, während die Stuhlsauberkeit altersgemäß erreicht wurde.

Als *Kleinkind* wurde Petra von ihren Eltern als zufrieden, ausgeglichen und stimmungsstabil erlebt. Sie konnte sich gut beschäftigen und war immer überall dabei. Ein Jahr vor dem Kindergarten besuchte sie mit Freude eine Spielgruppe.

Hingegen war sie im *Kindergarten* eher still, wobei sie jedoch immer gut mitmachte und sehr lerneifrig war. Sie hatte zu anderen Kindern wenig Kontakt. Nach Meinung der Eltern seien diese auf Petra wegen ihrer Intelligenz eifersüchtig gewesen. Auch außerhalb des Kindergartens habe Petra keine Freunde gehabt. Vielmehr habe sie oft Probleme mit anderen Kindern gehabt.

In der *Schule* zeigte Petra immer gute Leistungen. Sie war allerdings eher still und beteiligte sich wenig aktiv am Unterricht. Wegen ihrer guten Leistungen empfahlen die Lehrer die Umschulung auf ein Gymnasium. Petra wollte dies jedoch nicht und ging anschließend auf eine Sekundarschule. Ihre Sozialkontakte waren durchgehend eher reduziert. Seit dem Kindergarten hatte sie bis zur Sekundarschule eine gute um zwei Jahre ältere Freundin. Da diese Freundin schlechtere Schulleistungen aufwies, habe sie oft mit Petra gelernt. In der Sekundarschule sei diese dann in eine Parallelklasse gekommen und ab dann für Petra nicht mehr existent gewesen. Sie habe sogar Briefe von ihr nicht einmal mehr gelesen. Seit der Sekundarschule habe sie eine neue Freundin, die jedoch nicht sehr zuverlässig sei.

Die Anamnese ergab keine Hinweise auf *prämorbide Essstörungen* im Säuglings- und Kleinkindalter.

## Aktuelle Situation

Petra begann sich bei einem *Ausgangsgewicht* von 60 kg als zu dick zu empfinden und setzte sich intensiv mit *Diäten* auseinander. Nach einer Phase der Nahrungsmittelrestriktion mit Vermeidung von Fleisch, Fisch und fetthaltigen Speisen ging sie nach einigen Monaten auf eine allgemeine Nahrungsmittelreduktion über. Vereinzelt praktizierte sie auch *Erbrechen* und nahm *Abführtees* ein.

Die Einschränkung der Nahrungsaufnahme wurde von den Eltern erst ein halbes Jahr später wahrgenommen. Zunächst habe die Familie dieses Verhalten nicht so ernst genommen. Der Kindsmutter sei dann jedoch aufgefallen, dass Petra seit unbestimmter Zeit ihre Periode nicht mehr habe. Weiterhin sei Petra auch immer müder geworden und zusätzlich seien auch von der Schule Hinweise gekommen, dass etwas passieren müsse. Die Turnlehrerin hätte den Eltern gemeldet, dass sich die anderen Mädchen aus der Klasse von Petra zurückgezogen hätten.

Die Familie sei darauf zum *Hausarzt* gegangen, der an eine *Kinder- und Jugendpsychiaterin* verwiesen habe. Insgesamt habe Petra in ca. 5 Monaten 15 kg abgenommen (von 60 auf 45 kg). Sie habe kein Fleisch, kein Fett und keinen Käse mehr gegessen.

In der letzten Zeit habe sie nur Bouillon, Salate und Joghurt zu sich genommen. Manchmal habe Petra auch erbrochen.

## 5.2.3 Befunde

### Psychopathologischer Befund

Zur Aufnahme kommt eine 14-jährige großgewachsene und sehr schlanke hübsche Jugendliche. Sie blickt oft zu Boden und vermeidet vor allem im Beisein der Kindseltern den Blickkontakt. Die Patientin macht einen *depressiven Eindruck*, äußert sich während des Gespräches kaum und wirkt abweisend und dysphorisch. Sie verweigert sich jedoch nicht gegenüber der empfohlenen stationären Behandlung. Im Einzelgespräch ist sie etwas weniger scheu, redet dann auch etwas lauter und in längeren Sätzen. Sie wirkt insgesamt selbstunsicher, schüchtern, depressiv verstimmt, müde und frierend.

Petra berichtet, sie müsse oft an Essen und Gewicht denken und finde sich immer noch zu dick. Vor allem an ihrem Gesicht würde sie gerne etwas ändern. Ferner klagt sie über Völlegefühl und Unwohlsein sowie Unruhe nach dem Essen. Sie verspüre dann den *Drang* sich intensiv *körperlich zu betätigen* oder zu erbrechen. Aktuell verneint sie selbstinduziertes *Erbrechen* ebenso wie die Einnahme von *Laxantien* oder *Diuretika*.

Ihre *Menstruation* habe im März ausgesetzt; damals habe sie auch selbstinduziertes Erbrechen praktiziert und einige Male einen Abführtee eingenommen. Seit dieser Zeit fühlte sie sich zunehmend schwächer und ihr wurde oft schwarz vor Augen. Ihre körperliche und psychische Belastbarkeit nahm deutlich ab und sie zog sich zunehmend in ihr Zimmer zurück. Nachts konnte sie nicht mehr durchschlafen. Seit dieser Zeit hatte sie auch öfter Suizidgedanken, die sich zum Zeitpunkt der Aufnahme nicht mehr finden.

### Körperlicher Befund

Das *Körpergewicht* bei Aufnahme beträgt 44 kg bei einer Körperlänge von 169 cm. Der BMI beträgt 15,5 und liegt damit unter dem 3. Perzentil für das Alter. Ferner liegt eine normotone Bradykadie vor. Seit fünf Monaten besteht eine Amenorrhö. Die Patientin hat eine trockene, schuppende Haut mit ausgeprägter Lanugobehaarung sowie kühl und bläulich gefärbte Akren. Die Muskulatur ist ausgeprägt atrophisch, die Kniegelenke stehen hervor und die grobe Kraft in den Armen und Beinen ist bei erhaltener Beweglichkeit und unauffälliger Koordination reduziert.

*Laborbefunde:* Rotes und weißes Blutbild, Thormbozyten: im Normbereich. Klinische Chemie: erhöhte Werte für Bilirubin, Gesamteiweiß, Kreatin und Alpha-Amylase; erniedrigte alkalische Phosphatase; Glukose, Elektrolyte, Calcium, Phosphor, Magnesium, Harnstoff, Triglyceride, CRP, Transaminasen im Normbereich.

*Kardiologischer Befund:* Die kardiologische Abklärung zeigt einen Normalbefund in der Echokardiographie, einen normalen Pulsanstieg in der Ergometrie, keine Anhaltspunkte für eine AV-Blockierung und eine nicht therapiebedürftige Bradykadie (44/min) im 24-Stunden-EKG.

*Abdominale Ultrasonographie:* Normale abdominale Ultrasonographie ohne Erklärung für die Erhöhung der Amylase und des Bilirubins. Bezogen auf das Alter eher kleiner Uterus, bei fehlendem Endometrium passend zu sekundärer Amenorrhö. Ovarien im Prinzip unauffällig.

*Gynäkologische Untersuchung:* Hypoöstrogenisiertes Genitale passend zum Hormonmangel bei Anorexia nervosa.

*Knochendichte:* Normbefund in DXA-Scan.

## Psychologische Befunde

*Fragebogen zur Einstellung zum Essen (EAT):* Auf der Skala Diät erreicht die Patientin einen Punktwert von 21 (Maximum 39), auf der Skala Bulimie einen Punktwert von 5 (max. 18) und auf der Skala orale Kontrolle einen Punktwert von 8 (max. 21).

*Fragebogen zum Körperbild (FKAN):* Die negative Einstellung zum Körperbild kann Abbildung 3 entnommen werden.

*Youth Self-Report (YSR):* Klinisch bedeutsam erhöhte Werte finden sich auf den Skalen sozialer Rückzug sowie Angst/Depressivität.

*Child Behavior Checklist (CBCL):* In den Angaben der Kindsmutter finden sich klinisch bedeutsam erhöhte Werte auf den Skalen sozialer Rückzug sowie schizoid/zwanghaft.

*Fragebogen zur Verhaltensbeurteilung der Anorexia nervosa (FVAN):* Von insgesamt 22 Merkmalen eines auffälligen Essverhaltens werden 13 von der Bezugsperson der Patientin beobachtet.

*Intelligenzdiagnostik:* Verbal IQ = 119, Handlungs IQ = 131, Gesamt IQ = 128.

*Familiendiagnostik:* In den Familiengesprächen zeigt sich, dass die Eltern eine sehr distanzierte Beziehung zueinander haben. In der Familie wird wenig offen über Probleme kommuniziert und es fehlt an sozialen Kompetenzen. Petra und ihre Schwester haben eine sehr distanzierte Beziehung zum Kindsvater und Petra möchte, dass sich die Eltern trennen. Emotional ist sie sehr eng an die Kindsmutter gebunden, für die sie stellvertretend Probleme in der Partnerschaft lösen will.

Name: _____ geb.: _____ Datum: _____

Bitte beurteile deinen Körper anhand von gegensätzlichen Paaren von Eigenschaftswörtern. Kreuze bitte für jedes Paar von Eigenschaftswörtern unterhalb der Zahlen 1 bis 7 deine Beurteilung zwischen den beiden Begriffen an.

*Beispiel:*

**Moderne Kunst**

|        | 1 | 2 | 3 | 4 | 5 | 6 | 7 |         |
|--------|---|---|---|---|---|---|---|---------|
| schön  | - | X | - | - | - | - | - | hässlich |

Bei dieser Beurteilung wurde Moderne Kunst als ziemlich schön empfunden.

**Mein Körper jetzt**

|    |               | 1 | 2 | 3 | 4 | 5 | 6 | 7 |               |
|----|---------------|---|---|---|---|---|---|---|---------------|
| 1  | fett          |   |   |   |   |   |   |   | dünn          |
| 2  | hübsch        |   |   |   |   |   |   |   | hässlich      |
| 3  | erwünscht     |   |   |   |   |   |   |   | unerwünscht   |
| 4  | schmutzig     |   |   |   |   |   |   |   | sauber        |
| 5  | weich         |   |   |   |   |   |   |   | hart          |
| 6  | proportioniert|   |   |   |   |   |   |   | unproportioniert |
| 7  | leicht        |   |   |   |   |   |   |   | schwer        |
| 8  | kräftig       |   |   |   |   |   |   |   | schwach       |
| 9  | angenehm      |   |   |   |   |   |   |   | unangenehm    |
| 10 | zerbrechlich  |   |   |   |   |   |   |   | massiv        |
| 11 | anziehend     |   |   |   |   |   |   |   | abstoßend     |
| 12 | groß          |   |   |   |   |   |   |   | klein         |
| 13 | passiv        |   |   |   |   |   |   |   | aktiv         |
| 14 | fest          |   |   |   |   |   |   |   | wabbelig      |
| 15 | schlecht      |   |   |   |   |   |   |   | gut           |
| 16 | unbequem      |   |   |   |   |   |   |   | bequem        |

**Abbildung 3:** Das Körperbild bei der Patientin Petra zu Beginn (●——●) und am Ende (X——X) der Therapie

## 5.2.4  Multiaxiale Diagnosen

– Anorexia nervosa (F50.0); mittelgradige depressive Episode (F32.1);
– Überdurchschnittliche Intelligenz;
– Disharmonie in der Familie zwischen Erwachsenen; inadäquate oder verzerrte intrafamiliäre Kommunikation;
– Deutliche und übergreifende soziale Beeinträchtigung (5).

## 5.2.5  Beurteilung

Petra entwickelte 5 Monate vor Aufnahme eine *Essstörung* und nahm innerhalb von 5 Monaten 15 kg ab. Vor allem aß sie weniger, z. B. kein Fett und kein Fleisch. Einige Male kam es auch zu selbstinduziertem Erbrechen. Im letzten Monat vor der Aufnahme zeigte die Patientin Symptome einer *Depression*. Sie sei immer müde gewesen, habe Schlafstörungen gehabt und habe sich immer mehr zurückgezogen. Körperlich ging es Petra nicht mehr gut. Ihr war oft schwindlig, sie fühlte sich sehr schwach und hatte bei einer körperlichen Untersuchung durch ihren Hausarzt eine Pulsfrequenz von nur 44/min.

Petra verfügt über wenige *soziale Kompetenzen*, sie hat große Schwierigkeiten, altersgemäße soziale Aktivitäten zu ergreifen, ist eher passiv und verfügt über wenig Selbstsicherheit. Sie hat sich schon seit einigen Jahren von ihrem Vater zurückgezogen und fühlt sich von diesem nicht verstanden.

In der *Familie* gibt es viel Streit vor allem zwischen der älteren Schwester und der Mutter. Über familiäre Probleme wird nicht offen gesprochen. Die Eltern haben zueinander eine recht distanzierte Beziehung. Petra steht auf der Seite der Mutter, mit der sie Mitleid empfindet. Sie möchte, dass die Eltern sich trennen.

## 5.2.6  Therapieplan

In der *Vorbereitungsphase* wird mit Petra ein *Verhaltensvertrag* über das Zielgewicht von 52 kg entsprechend dem 10. bis 25. Altersperzentil für den BMI und eine wöchentliche Gewichtszunahme von durchschnittlich 1000 g beschlossen. Ferner wird ihr in zwei *psychoedukativen Einzelsitzungen* das Konzept der Anorexia nervosa in Orientierung an die Informationsschrift (vgl. M11) durch ihre behandelnde Ärztin vermittelt. Außerdem wird sie über die Führung des *Essprotokolls* (vgl. M13) unterrichtet.

Der Ernährungstherapeut erarbeitet parallel den Plan für die *Ernährungsbehandlung* und beginnt mit der *Ernährungsberatung*. Er entwickelt einen Tagesplan, wobei zu Beginn drei hochkalorische Zwischenmahlzeiten mit einem Anteil von je 425 kcal und drei Hauptmahlzeiten mit je 500 kcal kombiniert werden. Im weiteren Verlauf füllt die Patientin einen wöchentlichen Bogen zur Bestellung ihrer Zwischenmahlzeiten mit ihrer behandelnden Ärztin aus, wobei sie aus 5 Kategorien (Obst, Milchprodukte, Brot, Süßigkeiten, Salziges) jeweils für die Zwischenmahlzeiten um 10, 16 und 20 Uhr eine aufgelistete Auswahl treffen muss. Die *Verhaltenstherapie* der Essstörung mündet in den in Tabelle 15 dargestellten *Tagesplan*, der die Essenszeiten regelt sowie den Stufenplan enthält. Auf Grund des im Aufnahmegesprächs festgestellten Grades der Therapiemotivation wird Petra in Stufe C des Behandlungskonzeptes aufgenommen.

**Tabelle 15:** Tagesplan für Petra bei stationärer Aufnahme

| Tagesplan | |
|---|---|
| 07.15 | vor dem Wasserlassen Körpergewichtsbestimmung in Unterhose |
| 8.00-8.30 | Frühstück in der Gruppe unter Aufsicht<br>1 Scheibe Brot, 1 Getränk oder 1 Schale Cornflakes |
| 10.00-10.15 | 1 Drink und 1 Frucht unter Aufsicht (Frucht nach Wahl) |
| 11.45-12.15 | Mittagessen (Tellerservice) in der Gruppe unter Aufsicht |
| 15.00-15.15 | 1 Drink und 1 Frucht unter Aufsicht (Frucht nach Wahl) |
| 17.45-18.15 | Abendessen (Tellerservice) in der Gruppe unter Aufsicht |
| 19.45-20.00 | 1 Drink unter Aufsicht |

Maximale Essenszeiten für Hauptmahlzeiten: 30 Min. und für Zwischenmahlzeiten: 15 Min.

Es muss jeweils die ganze Portion eingenommen werden. Bei Nichteinhaltung werden die Rahmenbedingungen (Stufen) geändert.

| Stufenplan |
|---|

Aufnahme in Stufe C

1. Hauptmahlzeiten in der Gruppe unter Aufsicht. Werden die entsprechenden Portionen innerhalb der vorgegebenen Zeiten nicht aufgegessen, dann muss am darauf folgenden Tag das Mittagessen im Zimmer unter Aufsicht und (evtl. im Beisein anderer Patienten mit Essproblemen) eingenommen werden (Stufe B)

2. Nach den Hauptmahlzeiten muss eine einstündige Ruhepause unter Aufsicht in der Wohnstube eingehalten werden.

3. Ausgang z.Zt. max. 2-mal 15 Minuten im Areal der Klinik in Einzelbegleitung (Personal). Der Ausgang wird entsprechend dem körperlichen Zustand angepasst.

4. Verbot körperlicher Betätigung (kein Sport).

5. Keine klinikinterne Schule

Zusätzlich werden zweimal wöchentlich psychotherapeutische *Einzelsitzungen* durchgeführt. Diese sollen neben der Erörterung des Essprotokolls schwerpunktmäßig den folgenden Themen gewidmet werden: Ausdruck von Gefühlen, Akzeptanz des eigenen Körpers, Selbstständigkeit und Weiblichkeit.

In den alle zwei Wochen stattfindenden *Familiengesprächen* ist die Fokussierung auf folgende Themen beabsichtigt: Grenzen, Macht, Überbehütung und Umgang mit Konflikten in der Familie. In separaten Gesprächen mit den Eltern (die ältere Schwester kann die Zeit nicht aufbringen) werden das Konzept der Anorexia nervosa anhand der Informationsschrift (vgl. M11) und der Behandlungsplan dargestellt.

An ergänzenden Therapien ist angesichts des mittelgradig ausgeprägten depressiven Zustandes eine begleitende *Pharmakotherapie* mit Seropram geplant. Auf der Station nimmt Petra an der *Milieutherapie* mit zweimal wöchentlich stattfindenden Gruppengesprächen sowie strukturierten Tagesaktivitäten teil. Sobald ihre Gewichtszunahme und ihre Kooperation es erlauben und sie im Stufenplan der Behandlung der Essstörung fortschreitet, wird Petra die klinikinterne *Schule* besuchen.

## 5.2.7 Therapie- und Verlaufsbericht

### *Gewichtsentwicklung und Essverhalten*

Petra nahm seit Beginn ihres Aufenthaltes auf der Jugendlichenstation kontinuierlich zu. Sie erreichte in 11 Wochen erstmals ihr Zielgewicht von 52 kg. Der Gewichtsverlauf ist in Abbildung 4 dargestellt. Zu Beginn des Aufenthaltes war Petra noch überzeugt davon, dass sie zu dick sei. Seit dem Erreichen ihres Zielgewichtes hatte sich ihr Körpergefühl verändert und hatte sie auch nicht mehr so stark das Bedürfnis, abzunehmen. Andererseits wollte sie aber auch nicht weiter zunehmen. Dennoch hatte sie große Angst davor, sich selbst die Mengen der Mahlzeiten aufzugeben, da sie glaubte, nicht so viel essen zu können, wie sie müsste. Auch im weiteren Verlauf konnte Petra ihr Zielgewicht von 52 kg relativ gut halten. Sie begann zunächst, sich selbst das Mittagessen aufzugeben, nahm dann auch das Frühstück und auch die Zwischenmahlzeiten ohne Fremdkontrolle ein und aß schließlich ganz autonom. Das Gewicht pendelte sich bis zum Austritt auf 52 kg ein. Die Schwankungen lagen im Bereich von 1 kg. Petra entwickelte wieder Freude am Essen. Auch die Fremdbeobachtung zeigte, dass Petra gerne aß und sich sogar während des Essens an Gesprächen beteiligen konnte.

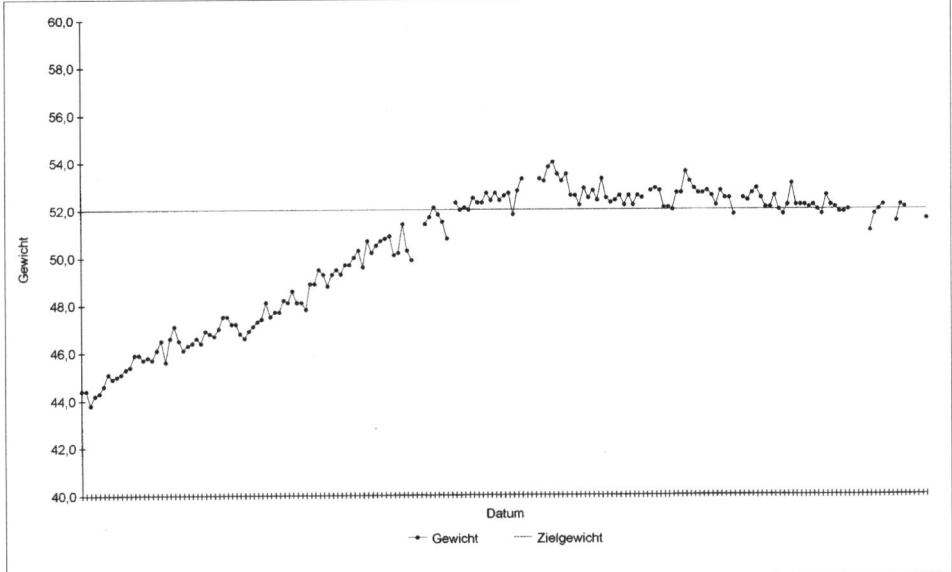

**Abbildung 4:** Gewichtsentwicklung von Petra

### *Psychotherapie*

In den Einzelgesprächen war Petra zunächst sehr verschlossen und begann nur langsam, sich etwas zu öffnen. Sie betonte immer wieder, dass ihr die Rückkehr in die alte Schule wichtig sei und sie nach dem anstehenden Abschluss mit einer Lehre beginnen wolle. Sie wisse allerdings noch nicht, welchen *Beruf* sie ergreifen wolle. Petra hatte anfänglich Angst davor, im Rahmen von Beurlaubungen zur Generalisierung des Essverhaltens Wochenenden zuhause in der Familie zu verbringen. Vor allem hatte sie anfänglich noch große Mühe, mit ihrem *Vater* Kontakt aufzunehmen. Sie wollte ihm aus dem Weg gehen und nicht mit ihm sprechen. Er wisse angeblich immer alles besser und könne nie nachgeben. Außerdem gehe er mit der Mutter schlecht um und sie fände es am besten, wenn die Mutter sich trennen würde.

Im weiteren Verlauf der psychotherapeutischen Einzelgespräche war es für sie weiterhin schwierig, sich zu öffnen. Sie berichtete wenig spontan von sich und konnte erst in den letzten Wochen vor ihrer Entlassung ihre Trauer zeigen. Sie berichtete von ihrer *Angst*, nach der Entlassung wieder einsam zu sein und keinen Anschluss in der Schule zu finden. Daher wurde vermehrt an einer Erweiterung ihrer *sozialen Kompetenz* gearbeitet. Sie konnte dabei auf Freundschaften aufbauen, die sie während der Behandlung auf der Station geknüpft hatte.

## Pharmakotherapie

Drei Wochen nach Aufnahme wurde Petra auf *Seropram* eingestellt. Es wurde mit einer Dosis von 10 mg täglich begonnen, die allmählich auf eine Enddosis von 30 mg gesteigert wurde. Unter dieser Medikation und parallel zum Gewichtsanstieg bildete sich die depressive Stimmung vollständig zurück. Petra blühte hinsichtlich ihrer Stimmung auf der Station deutlich auf und fühlte sich unter den Jugendlichen sehr wohl. Gegenüber dem Betreuungsteam zeigte sie bisweilen durchaus auch ein freches und grenzüberschreitendes Verhalten, wie es auch bereits von den Eltern berichtet worden war.

## Familientherapie

Die gemeinsamen mit Petra durchgeführten Familiengespräche entwickelten sich insgesamt sehr positiv. Hier konnte Petra sich zunehmend öffnen und ihre Wünsche nach mehr Beziehungen in der Familie einbringen. Beide *Eltern* konnten auf diese Wünsche sehr gut eingehen und vor allem der *Vater* zeigte sich zunehmend kooperativ und einfühlsam und schloss sich dem Wunsch nach mehr Beziehung an. Die Wochenenden im Rahmen der Beurlaubung verliefen zuhause nach und nach deutlich entspannter und Petra berichtete kaum noch von Streit mit ihrem Vater. Vielmehr betonte sie zunehmend, dass er sich Mühe gebe.

## Schule

In der klinikinternen Schule machte Petra große Fortschritte. Im Schulbericht wurde vermerkt, dass sie offener wurde und eine gute Arbeitshaltung entwickelte. Sie zeigte in allen Fächern gute Leistungen und beteiligte sich aktiv am Unterricht.

## 5.2.8 Verlaufskontrollen bei Entlassung

### Psychopathologischer Befund

Die fast 15-jährige attraktive Jugendliche hatte während des Aufenthaltes an Kontakt- und Beziehungsfähigkeit gewonnen, indem sie zunehmend offener über ihre Gefühle sprechen und unter den Jugendlichen Freundschaften schließen konnte. Ihre Stimmung war ausgeglichen und allenfalls wegen des Abschiedes traurig. In der Einzelpsychotherapie sprach sie nach wie vor wenig spontan, während sie in einer größeren Gruppe sogar tonangebend sein konnte. Antrieb und Aktivität hatten sich normalisiert, wenngleich es Petra immer noch schwer fiel, die Initiative z. B. für Hobbies wieder aufzunehmen.

### Körperlicher Befund

Zum Zeitpunkt der Entlassung betrug das *Gewicht* 51,8 kg bei einer Körperlänge von 170 cm. Dies entspricht einem *BMI* von 17,8 (zwischen dem 10. und 25. Altersperzentil). Die Patientin hatte weiterhin keine Menstruation. Der übrige interne und neurologische Befund war unauffällig.

### Laborbefunde

Rotes und weißes Differenzial-Blutbild, Thrombozyten: Sämtliche Werte im Normenbereich. Klinische Chemie: Bilirubin und Alpha-Amylase weiterhin leicht erhöht. Alle anderen Vorbefunde im Normbereich.

## 5.2.9 Psychologische Befunde

*Fragebogen zur Einstellung zum Essen (EAT):* Der Punktwert auf der Skala „Diät" ist auf 10 (vorher 21 von maximal 39), auf der Skala Bulimie auf 0 (vorher 5 von maximal 18) und auf der Skala „orale Kontrolle" auf 4 (vorher 8 von maximal 21) Punkte gesunken.

*Fragebogen zum Körperbild bei der Anorexia nervosa (FKAN):* Das in Abbildung 5 dargestellte Profil des Körperbildes zeigt deutliche Verbesserungen im Verlauf der stationären Behandlung.

*Fragebogen zur Verhaltensbeurteilung bei Anorexia nervosa (FVAN):* Während bei Aufnahme 13 von insgesamt 22 Merkmalen auffällig waren, wurde bei Abschluss der Behandlung kein einziges Merkmal in der Verhaltensbeurteilung von der Bezugsperson als auffällig beurteilt.

## 5.2.10 Nachsorge

Es ist vorgesehen, dass Petra wieder in ihre alte Schule geht und dort im Sommer den Sekundarabschluss machen kann. Anschließend will sie ein 10. Schuljahr besuchen, wofür sie die Aufnahmeprüfung bereits bestanden hat. Die Nachbetreuung übernimmt die zuweisende Kinder- und Jugendpsychiaterin.

# 6 Literatur

American Psychiatric Association (2000). Practice guideline for the treatment of patients with eating disorders (revision). *American Journal of Psychiatry, 157,* January Supplement.

Andersen, A.E. (1995). Eating disorders in males. In K.D. Brownell & C.G. Fairburn (Eds.), *Eating disorders and obesity: a comprehensive handbook* (pp. 177-182). New York: Guilford Press.

Atkins, D.M. & Silver, T.J. (1993). Clinical spectrum of anorexia nervosa in children. *Journal of Developmental and Behavioral Pediatrics, 14,* 211-216.

Attie, I., Brooks-Gunn, F. & Petersen, A.C. (1990). A developmental perspective on eating disorders and eating problems. In M. Lewis & S.M. Miller (Eds.), *Handbook of developmental psychopathology* (pp. 409-420). New York: Plenum Press.

Barr Taylor, C., Sharpe, T., Shisslak, C., Bryson, S., Estes, L.S., Gray, N., McKnight, K.M., Crago, M., Kraemer, H.C. & Killen, J.D. (1998). Factors associated with weight concerns in adolescent girls. *International Journal of Eating Disorders, 24,* 31-42.

Beglin, S. & Fairburn, C. (1992). Evaluation of a new instrument for the detection of eating disorders in community samples. *Psychiatry Research, 44,* 191-201.

Bemis, K.M. (1987). The present status of operant conditioning for the treatment of anorexia nervosa. *Behavior Modification, 11,* 432-463.

Beumont, P. J.V., Beumont, C.C., Touyz, S.W. & Wiliams, H. (1997). Nutritional counseling and supervised exercise. In D.M. Garner & P.E. Garfinkel (Eds.), *Handbook of treatment for eating disorders* (pp. 178-187). New York: Guilford Press.

Beumont, P.J.V., Lowinger, K. & Russell, J. (1995). Medical assessment and the initial interview in the management of young patients with anorexia nervosa. In H.-C. Steinhausen (Ed.), *Eating disorders in adolescence* (pp. 221-246). Berlin/New York: Walter de Gruyter.

Boydjieva, S. & Steinhausen, H.-C. (1996). The Eating Attitudes Test and the Eating Disorders Inventory in Four Bulgarian Clinical and Nonclinical Samples. *International Journal of Eating Disorders, 19,* 93-98.

Brownell, K. D. & Fairburn, C. G. (2002). *Eating disorders and obesity.* A comprehensive handbook, 2nd edition. New York/London: Guilford.

Bulik, C. M., Sullivan, P. F., Wade, T. D. & Kendler, K. S (2000). Twin Studies of Eating Disorders: A Review. *International Journal of Eating Disorders, 27,* 1-20.

Carlat, D.J., Camargo, C.A., Jr. & Herzog, D.B. (1997). Eating disorders in males: a report on 135 patients. *American Journal of Psychiatry, 154,* 1127-1132.

Carney, C.P. & Andersen, A.E. (1996). Eating disorders. Guide to medical evaluation and complications. *Psychiatric Clinics of North America, 19,* 657-679.

Crisp, A. H., Norton, K. W. R., Gowers, S. G., Halek, C., Levett, G., Yeldham, D., Bowyer, C. & Bhat, A. (1991). A controlledd study of the effect of therapies aimed at adolescent and family psychopathology in Anorexia Nervosa. *British Journal of Psychiatric, 159,* 325-333.

Dare, C. & Eisler, I., Russell, G., Treasure, J. & Dodge, L. (2001). Psychotherapies for adults with anorexia nervosa: Randomized controlled trial of outpatient treatments. *British Journal of Psychiatry, 178,* 216-221.

Dare, C. & Eisler, I. (2000). A multi-family group day treatment programme for adolescent eating disorders. *European Eating Disorders Review, 8,* 4-18.

Deutsche Gesellschaft für Kinder- und Jugendpsychiatrie und Psychotherapie, Bundesgemeinschaft Leitender Klinikärzte für Kinder- und Jugendpsychiatrie und Psychotherapie und Berufsverband der Ärzte für Kinder- und Jugendpsychiatrie und Psychotherapie (Hrsg.). (2003). *Leitlinien zu Diagnostik und Therapie von psychischen Störungen im Säuglings, Kindes- und Jugendalter.* 2. Überarbeitete Auflage. Köln: Deutscher Ärzte Verlag.

Döpfner, M., Lehmkuhl, G., Heubrock, D. & Petermann, F. (2001). *Diagnostik psychischer Störungen im Kindes- und Jugendalter.* Leitfaden Kinder- und Jugendpsychotherapie, Band 2. Göttigen: Hogrefe.

Eagles, J.M., Johnston, M.I., Hunter, D., Lobban, M. & Millar, H.R. (1995). Increasing incidence of anorexia nervosa in the female population of northeast Scotland. *American Journal of Psychiatry, 152*, 1266-1271.

Eisler, I., Dare, C., Russell, G.F., Szmukler, G., Le Grange, D. & Dodge, E. (1997). Family and individual therapy in anorexia nervosa. A 5-year follow-up. *Archives of General Psychiatry, 54*, 1025-1030.

Fairburn, C.G., Shafran, R. & Cooper, Z. (1999a). A cognitive behavioural theory of anorexia nervosa. *Behavior Research Therapy, 37*, 1-13.

Fairburn, C. G., Cowen, P. J. & Harrison, P. J (1999b). Twin Studies and the Etiology of Eating Disorders, *International Journal Eating Disorders, 26*, 349-358.

Fichter, M. & Quadflieg, N. (1999). *Strukturiertes Inventar für Anorektische und Bulimische Eßstörungen nach DSM-IV und ICD-10*. Göttingen: Hogrefe.

Fichter, M. & Quadflieg, N. (2001). Das Strukturierte Interview für Anorektische und Bulimische Ess-Störungen nach DSM-IV und ICD-10 zur Expertenbeurteilung (SIAB-EX) und dazugehöriger Fragebogen zur Selbsteinschätzung (SIAB-S). *Verhaltenstherapie, 11*, 314-325.

Fombonne, E. (1995). Anroexia nervosa. No evidence of an increase. *British Journal of Psychiatry, 166*, 462-471.

Garfinkel, P.E., Lin, E., Goering, P., Spegg, C., Goldbloom, D.S., Kennedy, S., Kaplan, A.S. & Woodside, D.B. (1995). Bulimia nervosa in a Canadian community sample: prevalence and comparison of subgroups. *American Journal of Psychiatry, 152*, 1052-1058.

Garner, D.M. (1991). *Eating Disorder Inventory-2. Professional Manual*. Psychological Assessment Resources, Inc., Odessa, Florida.

Garner, D.M. (1997). Psychoeducational principles in treatment. In D.M. Garner & P.E. Garfinkel (Eds.), *Handbook of Treatment for Eating Disorders* (pp. 145-177). New York: Guilford Press.

Garner, D.M. & Garfinkel, P.E. (1979). The eating attitude test: An index of the symptoms of anorexia nervosa. *Psychological Medicine, 9*, 273-279.

Garner, D.M., Olmstead, M.P., Bohr, Y. & Garfinkel, P.E. (1982). The eating attitudes test. Psychometric features and clinical correlates. *Psychological Medicine, 12*, 871-878.

Garner, D.M., Olmstead, M.P. & Polivy, H. (1983). Development and validation of a multidimensional eating disorder inventory for anorexia nervosa and bulimia. *International Journal of Eating Disorders, 2*, 15-34.

Garner, D.M., Vitousek, K.M. & Pike, K.M. (1997). Cognitive-behavioral therapy for anorexia nervosa. In D.M. Garner & P.E. Garfinkel (Eds.), *Handbook of treatment for eating disorders* (pp. 94-143). New York: Guilford Press.

Gerlinghoff, M., Backmund, H. & Mai, N. (2001). *Magersucht und Bulimie*. Weinheim: Beltz.

Golden, H.N. (2003). Eating disorder in adolescence and their sequelae. *Best Practice & Research Clinical Obstetrics & Gynaecology, 17*, 57-73.

Gowers, S. & Bryant-Waugh, R. (2004). Management of child and adolescent eating disorders: the current evidence base and future directions. *Journal of Child and Adolescent Psycholology and Psychiatry, 45*, 62-83.

Heebink, D.M. & Halmi, K.A. (1995). Psychopharmacology in adolescents with eating disorders. In H.-C. Steinhausen (Ed.), *Eating disorders in adolescence* (pp. 271-286). Berlin/New York: Walter de Gruyter.

Hennighausen, K., Engelmann, D., Wewetzer, C. & Remschmidt, H. (1999). Body image distortion in anorexia nervosa – is there really a perceptual deficit? *European Child and Adolescent Psychiatry, 8*, 200-206.

Herpertz-Dahlmann, B. (2002). Essstörungen und Depression. In H. Braun-Scharm (Hrsg.), *Depression bei Kindern und Jugendlichen*. Stuttgart: Wissenschaftliche Verlagsgesellschaft MbH.

Herzog, D.B., Keller, M.B., Sacks, N.R., Yeh, C.J. & Lavori, P.W. (1992). Psychiatric comorbidity in treatment-seeking anorexics and bulimics. *Journal of the American Academy of Child and Adolescent Psychiatry, 31*, 810-818.

Hoek, H. W. & van Hoeken, D. (2003). Review of the prevalence and incidence of eating disorder. *International Journal of Eating Disorders, 34,* 383-396.

Hoek, H. W., van Hoeken, D. & Katzman, M. A. (2003). Epidemiology and Cultural Aspects of Eating Disorders: A Review. In M. May, K. Halmi, J. López-Ibor & N. Sartorius (Eds.), *Eating Disorders.* Chichester: Wiley.

Hoek, H.W., Bartelds, A.I., Bosveld, J.J., van der Graaf, Y., Limpens, V.E., Maiwald, M. & Spaaij, C.J. (1995). Impact of urbanization on detection rates of eating disorders and substance abuse review of the literature. *International Journal of Eating Disorders, 16,* 1-34.

Holland, A.J., Sicotte, N. & Treasure, J. (1988). Anorexia nervosa – Evidence for a genetic basis. *Journal of Psychosomatic Research, 32,* 561-572.

Hsu, L.K.G. & Sobkiewicz, T.A. (1991). Body image disturbance: Time to abandon the concept for eating disorders. *International Journal of Eating Disorders, 10,* 15-30.

Jacobi, C., Dahme, B. & Rustenbach, S. (1997). Vergleich kontrollierter Psycho- und Pharmakotherapiestudien bei Bulimia und Anorexia nervosa. *Psychotherapie, Psychosomatik und Medizinische Psychologie, 47,* 346-364.

Jacobi, C., Thiel, A. & Paul, T. (2000). *Kognitive Verhaltenstherapie bei Anorexia und Bulimia nervosa.* 2. Auflage. Weinheim: Psychologie Verlags Union.

Kaye, W. H., Nagata, T., Weltzin, T. E., Hsu, L. K., Sokol, M. S., McConaha, C., Plotnicov, K. H., Weise, J. & Deep, D. (2001). Double-blind placebo-controlled administration of fluoxetine in restricting- and restricting-purging-type anorexia nervosa. *Biological Psychiatry 49,* 644-652.

Killen, J.D., Taylor, C.B., Hayward, C., Haydel, K.F., Wilson, D.M., Hammer, L., Kraemer, H., Blair-Greiner, A. & Strachowski, D. (1996). Weight concerns influence the development of eating disorders: a 4-year prospective study. *Journal of Consulting and Clinical Psychology, 64,* 926-940.

Kog, E. & Vandereycken, W. (1988). The facts: A review of research data on eating disorder families. In W. Vandereycken & J. Vanderlinden (Eds.), *The family approach to eating disorders: Assessment and treatment of anorexia nervosa and bulimia* (pp. 25-67). New York: PMA Publications.

Kromeyer-Hauschild, K., Wabitsch, M., Kunze, D. et al. (2001). Perzentile für den Body-Mass-Index für das Kindes- und Jugendalter unter Heranziehung verschiedener deutscher Stichproben. *Monatschrift für Kinderheilkunde, 149,* 807-818.

Lask, B. & Bryant-Waugh, R. (1993). *Childhood onset anorexia and related eating disorders.* Hillsdale, New Jersey: Lawrence Erlbaum Associates.

Le Grange, D., Eisler, I., Dare, C. & Russell, G.F.M. (1992). Evaluation family treatments in adolescent anorexia nervosa: A pilot study. *International Journal of Eating Disorders, 12,* 347-357.

Leon, G.R., Fulkerson, J.A., Perry, C.L. & Early-Zald, M.B. (1995). Prospective analysis of personality and behavioral vulnerabilities and gender influences in the later development of disordered eating. *Journal of Abnormal Psychology, 104,* 140-149.

Lilenfeld, L.R., Kaye, W.H., Greeno, C.G., Merikangas, K.R., Plotnicov, K., Pollice, C., Rao, R., Strober, M., Bulik, C.M. & Nagy, L. (1998). A controlled family study of anorexia nervosa and bulimia nervosa: psychiatric disorders in first-degree relatives and effects of proband comorbidity. *Archives of General Psychiatry, 55,* 603-610.

Lundgren, J. D., Danoff-Burg, S. & Anderson, D. A. (2004). Cognitive-behavioral therapy for bulimia nervosa: an emperical analysis of clinical significance. *International Journal of Eating Disorders, 35,* 262-274.

Manchi, M. & Cohen, P. (1990). Early childhood eating behavior and adolescent eating disorders. *Journal of the American Academy of Child and Adolescent Psychiatry, 29,* 112-117.

Meermann, R. (1991). Body-Image-Störungen bei Anorexia und Bulimia nervosa und ihre Relevanz für die Therapie. In C. Jacobi & T. Paul (Hrsg.), *Bulimia und Anorexia nervosa, Ursachen und Therapie* (S. 69-85). Berlin-Heidelberg: Springer

Meermann, R. & Vandereycken W. (1987). *Therapie der Magersucht und Bulimia nervosa.* Berlin: Walter de Gruyter.

Mehler, S.P. (2003). Osteoporosis in anorexia nervosa: prevention and treatment. *International Journal of Eating Disorders, 33,* 113-126.

Milos, G., Spindler, A., Schnyder, U., Martz, J., Hoek, H. W. & Willi, J. (2004). Incidence of severe anorexia nervosa in Switzerland: 40 years of development. *International Journal of Eating Disorders, 35,* 250-258.

Neumärker, U., Dudeck, U., Vollrath, M., Neumärker, K.-J. & Steinhausen, H.-C. (1992). Eating attitudes among adolescent anorexia nervosa patients and normal subjects in former West and East Berlin: A transcultural comparison. *International Journal of Eating Disorders, 12, 3,* 281-289.

Munk-Jørgensen, P., Moller-Madsen, S., Nielsen, S. & Nystrup, J. (1995). Incidence of eating disorders in psychiatric hospitals and wards in Denmark, 1970-1993. *Acta Psychiatrica Scandinavica, 92,* 91-96.

O'Brien, K. M. & Vincent, N. K. (2003). Psychiatric comorbidity in anorexia and bulimia nervosa: nature, prevalence, and causal relationships. *Clinical Psychology Review, 23,* 57-74.

Palmer, R.I. (1995). Sexual abuse and eating disorders. In K.D. Brownell & C.G. Fairburn (Eds.), *Eating disorders and obesity: a comprehensive handbook* (pp. 230-233). New York: Guilford Press.

Pauli, D. & Steinhausen, H.-C. (2005). Ratgeber Anorexia nervosa. Göttingen: Hogrefe.

Pawluck, D.E. & Gorey, K.M. (1998). Secular trends in the incidence of anorexia nervosa: integrative review of population based studies. *International Journal of Eating Disorders, 23,* 347-352.

Pirke, K.M. & Platte, P. (1995). Neurobiology of eating disorders in adolescence. In H.-C. Steinhausen (Ed.), *Eating Disorders in adolescence* (pp. 171-190). Berlin/New York: Walter de Gruyter.

Polivy, J. & Herman, C .P (2002). Causes of Eating Disorders. *Annual Review of Psychology, 53,* 87-213.

Råstam, M. (1992). Anorexia nervosa in 51 Swedish adolescents: premorbid problems and comorbidity. *Journal of the American Academy of Child and Adolescent Psychiatry, 31,* 819-829.

Råstam, M. & Gillberg, C. (1991). The family background in anorexia nervosa: A population based study. *Journal of the American Academy of Child and Adolescent Psychiatry, 30,* 283-289.

Robin, A.L., Gilroy, M. & Dennis, A.B. (1998). Treatment of eating disorders in children and adolescents. *Clinical Psychology Review, 18,* 421-446.

Robin, A.L., Siegel, P.T., Koepke, T., Moye, A.W. & Tice, S. (1994). Family therapy versus individual therapy for adolescent females with anorexia nervosa. *Journal of Developmental and Behavioral Pediatrics, 15,* 111-116.

Roerig, J.L, Mitchell, J.E., Cook Myers, T. & Glass, J.B. (2002). Pharmacotherapy and medical complications of eating disorders in children and adolescents. *Child and Adolescent Psychiatric Clinics of North America, 11,* 365-385.

Rome, E. S., Ammerman, S., Rosen, D. S., Keller, R. J., Lock, J., Memmel, K. A., O'Toole, J., Rees, J. M., Sanders , M. J., Sawyer, S. M., Schneider, M., Sigel, E. & Silber, T. J. (2003). Children and adolescents with eating disorders. The state of the art. *Pediatrics, 111,* 98-108.

Russell, G.E.M. (1992). Anorexia nervosa of early onset and its impact on puberty. In P.J. Cooper & A. Stein (Eds.), *Feeding Problems and Eating Disorders in Children and Adolescents* (pp. 85-111). Chur (Switzerland); Philadelphia: Harwood Academic Publishers.

Russell, G. F. M., Szmukler, G. I., Dare, C. & Eisler, I. (1987). An evaluation of family therapy in anorexia nervosa and bulimia nervosa. *Archives of General Psychiatry, 44,* 1047-1056.

Slade, P.D. (1973). A short anorexic behavior scale. *British Journal of Psychiatry, 122,* 83-85.

Schmidt, U. (1997). Verhaltenstherapeutische, kognitiv-verhaltenstherapeutische und kognitiv-analytische Methoden der Anorexiebehandlung. *Psychotherapie, Psychosomatik und Medizinische Psychologie, 47,* 316-321.

Scholtz, M. & Asen, E. (2001). Multiple family therapy with eating disordered adolescent. *European Eating Disorders Review, 9,* 33-42.

Schulze, U., Neudörfl, A., Krill, A., Warnke, H., Remschmidt, H. & Herpertz-Dahlmann, B. (1997). Verlauf und Heilungserfolg der frühen Anorexia nervosa. *Zeitschrift für Kinder- und Jugendpsychiatrie, 25,* 5-16.

Scott, D. W. (1986). Anorexia nervosa: A review of possible genetic factors. *International Journal of Eating Disorders, 5,* 1-20.

Shisslak, C. M., Crago, M., McKnight, K. M., Estes, L. S., Gray, N. & Parnaby, O. G. (1998). Potential risk factors associated with weight control behaviors in elementary and middle school girls. *Journal of Psychosomatic Research, 44,* 301-313.

Steiger, H. & Stotland, S. (1995). Individual and family factors in adolescents with eating symptoms and syndromes. In H.-C. Steinhausen (Ed.), *Eating Disorders in Adolescence* (pp. 49-68). Berlin/New York: Walter de Gruyter.

Steiner, H. & Lock, J. (1998). Anorexia nervosa and bulimia nervosa in children and adolescents: a review of the past 10 years. *Journal of the American Academy of Child and Adolescent Psychiatry, 37,* 352-359.

Steiner, H., Sanders, M. & Ryst, E. (1995). Precursors and risk factors of juvenile eating disorders. In H.-C. Steinhausen (Ed.), *Eating Disorders in Adolescence* (pp. 95-126). Berlin/New York: Walter de Gruyter.

Steinhausen, H.-C. (1984). Transcultural comparison of eating attitudes in young females and anorectic patients. *European Archives of Psychiatry and Neurological Sciences, 234,* 198-201.

Steinhausen, H.-C. (1997a). Annotation: Outcome of anorexia nervosa in the younger patient. *Journal of Child Psychology and Psychiatry, 38,* 271-276.

Steinhausen, H.-C. (1997b). Clinical guidelines for anorexia nervosa and bulimia nervosa. *European Child and Adolescent Psychiatry, 6,* 121-8.

Steinhausen, H.-C. (1999). Eating disorders. In H.-C. Steinhausen & F. Verhulst (Eds.), *Risks and outcomes in developmental psychopathology* (pp. 210-230). Oxford: Oxford University Press.

Steinhausen, H.-C. (2000). Multimodale Verhaltenstherapie der Anorexia nervosa im Kindes- und Jugendalter. *Verhaltenstherapie, 10,* 110-116.

Steinhausen, H.-C. (2002). *Psychische Störungen bei Kindern und Jugendlichen.* Lehrbuch der Kinder- und Jugendpsychiatrie, 5. Auflage. München: Urban & Fischer.

Steinhausen, H.-C. (2002a). Anorexia and bulimia nervosa. In M. Rutter & E. Taylor (Eds.), *Child and adolescent psychiatry – modern approching* (4th ed., pp. 555-570). Oxford: Blackwell.

Steinhausen, H.-C. (2002b). The outcome of anorexia nervosa in the twentieth century, *American Journal of Psychiatry, 159,* 1284-1293.

Steinhausen, H.-C., Amstein, M., Reitzle, M. & Seidel, R. (1995). The outcome of adolescent eating disorders in two different European regions. In Steinhausen, H.-C. (Ed.), *Eating Disorders in Adolescence* (pp. 359-369). Berlin/New York: Walter de Gruyter.

Steinhausen, H.-C. & Boyadjieva, S. (1996). The outcome of adolescent anorexia nervosa: Findings from Berlin and Sofia. *Journal of Youth and Adolescent, 25,* 4, 473-481.

Steinhausen, H.-C., Boyadjieva, S., Grigoroiu-Serbanescu, M., Seidel, R. & Winkler Metzke, C. (2000). A transcultural outcome study of adolescent eating disorders. *Acta Psychiatrica Scandinavica, 101,* 60-66.

Steinhausen, H.-C., Boyadjieva, S., Grigoroiu-Serbanescu, M. & Neumärker, N.-J. (2003). The outcome of adolescent eating disorders. Findings from an international collaborative study. *European Child & Adolescent Psychiatry, (Suppl. 1), 12,* 92-98.

Steinhausen, H.-C., Gavez, S. & Winkler Metzke, C. (im Druck). Psychosocial correlates, outcome and atability of abnormal adolescent eating behavior in community samples of young people. *International Journal of Eating Disorders.*

Steinhausen, H.-C., Seidel, R. & Vollrath, M. (1992). Semantic differentials for the assessment of body-image and perception of personality in eating-disordered patients. *International Journal of Eating Disorders, 12,* 1, 83-91.

Steinhausen, H.-C. & Seidel, R. (1993a). Outcome in adolescent eating disorders. *International Journal of Eating Disorders, 14,* 487-496.

Steinhausen, H.-C. & Seidel, R. (1993b). Short-term and intermediate-term outcome in adolescent eating disorders. *Acta Psychiatrica Scandinavica, 88,* 169-173.

Steinhausen, H.-C. & Seidel, R. (1993c). Correspondence between the clinical assessment of eating-disordered patients and findings derived from questionnaires at follow-up. *International Journal of Eating Disorders, Vol. 14, No. 3*, 367-374.

Steinhausen, H.-C., Seidel, R. & Vollrath, M. (1993). Die Berliner Verlaufsstudie der Essstörungen im Jugendalter. 1. Der stationäre Verlauf. *Nervenarzt, 64*, 45-52.

Steinhausen, H.-C. & Seidel, R. (1994a). Die Berliner Verlaufsstudie der Essstörungen im Jugendalter. Teil 2: die mittelfristige Katamnese nach 4 Jahren. *Nervenarzt, 65*, 26-34.

Steinhausen, H.-C. & Seidel, R. (1994b). Die Berliner Verlaufsstudie der Essstörungen im Jugendalter. Teil 3: Evaluation und Prognose. *Nervenarzt, 65*, 35-40.

Steinhausen, H.-C., Seidel, R. & Winkler Metzke, C. (2000b). Evaluation of treatment and intermediate and longterm outcome of adolescent eating disorders. *Psychological Medicine, 30*, 1089-1098.

Steinhausen, H.-C. & Vollrath, M. (1992). Semantic differential for the assessment of body-image and perception of personality in eating disordered patients. *International Journal of Eating Disorders, 12*, 83-91.

Steinhausen, H.-C., Winkler, C. & Meier, M. (1997). Eating disorders in adolescence in a Swiss epidemiological study. *International Journal of Eating Disorders, 22*, 147-151.

Stice, E. (2002). Risk and maintenance factors for eating pathology: A meta-analytic review. *Psychological Bulletin, 128*, 825-848.

Strober, M., Freeman, R. & Morrell, W. (1997). The long-term course of severe anorexia nervosa in adolescents: survival analysis of recovery, relapse, and outcome predictors over 10-15 years in a prospective study. *International Journal of Eating Disorders, 22*, 339-360.

Touyz, S. W., Garner, D. M. & Beumont, P. J. V. (1995). The inpatient management of adolescent patients with anorexia nervosa. In H.-C. Steinhausen (Eds.), *Eating Disorders in Adolescence* (pp. 247-270). Berlin/New York: Walter de Gruyter.

Treasure, J. (2001). *Gemeinsam die Magersucht besiegen.* Weinheim: Beltz.

Treasure, J. & Holland, A. (1990). Genetic vulnerability to eating disorders: Evidence from twin and family studies. In H. Remschmidt & M. H. Schmidt (Eds.), *Anorexia Nervosa* (pp. 59-68). Toronto: Hogrefe & Huber.

Treasure, J. & Schmidt, U. (2003). Treatment overview. In J. Treasure, U. Schmidt & E. van Furth (Eds.). *Handbook of Eating disorders* (2nd ed., pp. 207-217). Chichester: Wiley.

Treasure, J., Schmidt, U. & von Furth, E. (Eds.), *Handbook of eating disorders* (2nd edition). Chichester: Wiley.

Turnbull, S., Ward, A., Treasure, J., Jick, H. & Derby, L. (1996). The demand for eating disorder care. An epidemiological study using the general practice research database. *British Journal of Psychiatry, 169*, 705-712.

Vandereycken, W. (1995). The place of family therapy in the treatment of eating disorders. In H.-C. Steinhausen (Ed.), *Eating Disorders in Adolescence* (pp. 287-297). Berlin/New York: Walter de Gruyter.

Vandereycken, W. & Meermann, R. (2003). *Magersucht und Bulimie.* Ein Ratgeber für Betroffene und ihre Angehörigen (2. Auflage). Bern: Huber.

Vanderlinden, J. & Vandereycken, W. (1995). Sexual abuse and psychological dysfunctioning in eating disorders. In H.-C. Steinhausen (Ed.), *Eating Disorders in Adolescence* (pp. 161-170). Berlin/New York: Walter de Gruyter.

Walsh, B. T. (1995). Pharmacotherapy of eating disorders. In K. D. Brownell & C. G. Fairburn (Eds.), *Eating Disorders and Obesity: A Comprehensive Handbook* (pp. 313-317). New York: Guilford Press.

Walters, E. E. & Kendler, K. S. (1995). Anorexia nervosa and anorexic-like syndromes in a population-based female twin sample. *American Journal of Psychiatry, 152*, 64-71.

Wilson, G. T., Fairburn, C. G. & Agras, W. S. (1997). Cognitive-behavioral therapy for bulimia nervosa. In D. M. Garner & P. E. Garfinkel (Hrsg.), *Handbook of Treatment for Eating Disorders* (pp. 67-93). New York: Guilford.

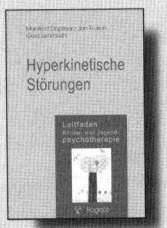
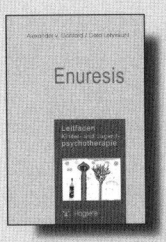
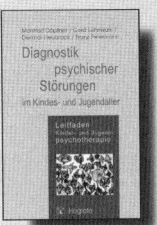
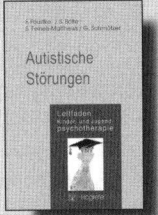
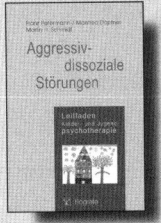
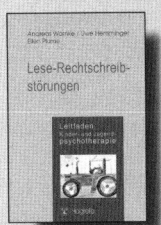

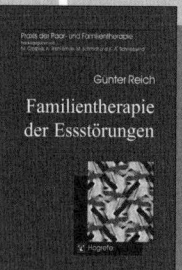
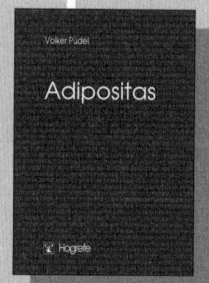
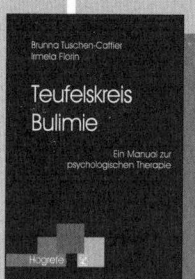
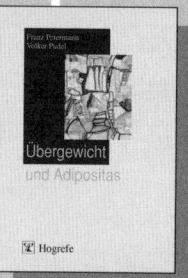